Dieter Grabbe

Dinner Cancelling

pickup

Dieter Grabbe

Dinner Cancelling

In 14 Tagen 5 Kilo leichter

Die Inhalte des Buches wurden vom Verfasser nach bestem Wissen erstellt und mit größtmöglicher Sorgfalt geprüft. Sie bieten jedoch keinen Ersatz für eine kompetente medizinische Beratung. Weder Autor noch Verlag können für eventuelle Nachteile oder Schäden, die aus den im Buch gegebenen Hinweisen resultieren, eine Haftung übernehmen.

Bibliografische Information Der Deutschen Bibliothek
Die Deutsche Bibliothek verzeichnet diese Publikation in der Deutschen Nationalbibliografie; detaillierte bibliografische Daten sind im Internet unter http://dnb.ddb.de abrufbar.

Textredaktion: Beatrice Braken-Gülke
Umschlaggestaltung: Zero, unter Verwendung eines Motivs von FinePic, München
Produktion: Ortrud Müller
Satz: EDV-Fotosatz Huber/Verlagsservice G. Pfeifer, Germering
Druck und Bindung: Alcione,Trento
Printed in Italy

ISBN 3-7205-2608-9

Inhalt

Das A und O der Dinner-Cancelling-Strategie

Im Mittelpunkt der Dinner-Cancelling-Strategie steht, wie der Name schon sagt, der Verzicht auf das Abendessen. Wie jede Strategie ruht aber auch Dinner-Cancelling auf mehr als nur einer Säule.

Info

Lassen Sie das Abendessen zu bestimmten Zeiten gezielt ausfallen. Doch befreien Sie sich zusätzlich auch von schlechten, belastenden Ernährungsgewohnheiten.

Dinner-Cancelling lädt Sie dazu ein, sich auf lange Sicht bewusster und gesünder zu ernähren. Und dabei spielt natürlich auch die Auswahl der Nahrungsmittel eine große Rolle. Eine der folgenschwersten Begleiterscheinungen zivilisierter Lebensweise ist das Übermaß an Nahrung. Darüber hinaus enthalten die meisten Speisen, die wir täglich zu uns nehmen, auch zu viel Fett und gleichzeitig oft nur wenig Vitamine und Mineralstoffe. Beides zusammen genommen leistet der Anfälligkeit für die so weit verbreiteten Zivilisationskrankheiten wie Übergewicht, Herz-Kreislaufprobleme und Bluthochdruck Vorschub.

Achtung!

Die Dinner-Cancelling-Strategie nutzt die aktuellen Erkenntnisse der Ernährungsforscher.

Info

In zahlreichen Studien haben Wissenschaftler aus aller Welt Fakten gesammelt. Wir wissen heute sehr genau, wie die optimale Ernährung aussehen sollte. Ganz gleich ob Sie Ihre Gesundheit schützen, abnehmen oder etwas für Ihr junges und strahlendes Aussehen tun möchten – auf lange Sicht können Sie nur erfolgreich sein, wenn Sie alle vier Säulen der Dinner-Cancelling-Strategie in die Praxis umsetzen:

1. Die Nahrungsmittelmenge gezielt reduzieren.
2. Den Körper ausreichend mit Flüssigkeit versorgen.
3. Auf ungesunde Fette im Essen möglichst verzichten.
4. Ausreichend Vitamine und Vitalstoffe aufnehmen.

Sie werden in diesem Buch jede Menge Anregungen und Rezepte finden, die Ihnen helfen, diese vier wichtigsten Prinzipien der Dinner-Cancelling-Strategie in die Tat umzusetzen. Wie Sie sehen werden, ist das gar nicht schwer. Umständliche Ernährungspläne sind dafür nicht erforderlich. Außerdem wird Genuss bei der Dinner-Cancelling-Methode groß geschrieben. Sich bewusster ernähren und seine Nahrungsmittel intelligent auswählen – das ist letztendlich viel leichter, als sich immer wieder mit neuen, einseitigen Crash-Diäten zu quälen.

Die Ziele von Dinner-Cancelling

Sanftes Abnehmen

Wie Sie jetzt wissen, sprechen viele Gründe dafür, mit Dinner-Cancelling zu beginnen – besonders häufig steht jedoch der Wunsch abzunehmen im Vordergrund. Überflüssige Pfunde mit sich herumzuschleppen, das stärkt weder das Selbstbewusstsein noch die Gesundheit. Und so ist es kein Wunder, dass Diäten Dauer-Hochkonjunktur haben.

> Schlanksein senkt nicht nur das Erkrankungsrisiko, es wird heutzutage auch ganz automatisch mit Attraktivität, Leistungsfähigkeit und Jugendlichkeit in Verbindung gebracht.

Info

Mehr als 40 Millionen Deutsche bringen zu viel Gewicht auf die Waage. Selbst junge Menschen leiden immer häufiger an Übergewicht: Nach einer aktuellen Umfrage der Deutschen Gesellschaft für Ernährung wünschen sich 90 Prozent der weiblichen und immerhin knapp 75 Prozent der männlichen Teenager, ihr Gewicht zu reduzieren.

Vielleicht träumen auch Sie davon, den Zeiger der Waage nach unten wandern zu sehen. Und damit das Traumgewicht kein Traum bleibt, brauchen Sie eine Methode, die Ihre Pfunde nicht nur kurzfristig, sondern auch auf lange Sicht verlässlich schmelzen lässt.

Tipp

Die besten Diäten sind die, die Sie Ihr Leben lang durchhalten können, ohne dabei auf Genuss und Lebensfreude verzichten zu müssen. Dinner-Cancelling ist eine davon.

Durch Dinner-Cancelling können Sie Ihr Gewicht dauerhaft kontrollieren. Grundsätzlich kommt es beim Abnehmen auf die richtige Kalorienbilanz an. Wer mehr Kalorien aufnimmt, als er verbraucht, wird zwangsweise zunehmen. Und umgekehrt werden Sie natürlich auch abnehmen, wenn Sie weniger essen, als Sie verbrauchen.

chtung!

Doch Vorsicht! Dabei sollten Sie es langsam angehen, denn wer schnelle Resultate sehen will und seinen Körper abrupt einer extrem negativen Kalorienbilanz aussetzt, läuft Gefahr, schädliche Nebenwirkungen auszulösen, statt die erwünschte Wirkung zu erreichen.

ipp

Beim Abnehmen gilt: Immer mit der Ruhe! Nur wenn Sie etwas Geduld haben, werden Sie beim Abspecken wirklich erfolgreich sein und sich dabei rundum wohl fühlen.

Sicher wäre es schön, über Nacht sein Traumgewicht zu erreichen – doch leider funktioniert das nicht. Diäten, die innerhalb kürzester Zeit große Gewichtsverluste in Aussicht stellen, werden als Crash-Diäten bezeichnet. Crash-Diäten sind so beliebt, weil sie die Illusion erzeugen, dass man langjährige Ernährungssünden in wenigen Tagen wieder gutmachen kann. Doch die Wirklichkeit sieht anders aus: Ernährungswissenschaftler haben herausgefunden, dass es nur eine wirkungsvolle Methode gibt, um schlank zu werden und zu bleiben: mit Geduld und einer ausgewogenen, fettarmen Ernährung!

Sicher haben auch Sie schon die ein oder andere »Wunderdiät« ausprobiert. Vielleicht haben Sie tatsächlich kurzzeitig ein paar Kilos verloren – aber konnten

Sie Ihr reduziertes Gewicht auch halten? Wahrscheinlich nicht.

Info

Möchten Sie wissen, woran es liegt, dass die meisten Diäten nicht funktionieren? Ganz einfach: Fast alle »Schnelldiäten«

- sind einseitig und liefern dem Körper nicht die Vitalstoffe, die er braucht,
- sind unpraktikabel, da sie sich nur schwer in den Tagesablauf integrieren lassen,
- machen keinen Spaß, da sie an lästiges Kalorienzählen gebunden sind und eine umständliche Auswahl der Nahrungsmittel erfordern,
- frustrieren auf kurz oder lang, da die versprochenen Erfolge nicht eintreten oder sich nicht halten lassen,
- belasten den Stoffwechsel, da es an wichtigen Vitaminen und Mineralstoffen fehlt und
- erfordern große Disziplin und drücken die Stimmung nach unten, da sie den Geschmackssinn nicht befriedigen.

Im Gegensatz zu Crash-Diäten zielt die Dinner-Cancelling-Strategie ganz bewusst nicht darauf ab, in drei oder vier Tagen möglichst viel Gewicht zu verlieren. Denn wer im Turbogang abnimmt, nimmt leider genauso schnell wieder zu. Darüber hinaus sind plötzliche Gewichtsverluste auch gefährlich: Durch Crash-Kuren wird der Kreislauf belastet und das Immunsystem geschwächt.

ipp

> Mit jeder Crash-Kur versetzen Sie Ihren Körper in Alarmbereitschaft. Der plötzliche Entzug lebenswichtiger Vitalstoffe führt dazu, dass Ihr Organismus auf Sparflamme schaltet. Kalorien werden dann nur noch in Zeitlupe verbraucht.

Damit nicht genug, Ihr Körper sorgt nun schon einmal für die nächste Hungerkur vor. Er tut das durch einen einfachen »Trick«: Sobald Sie die Diät beenden, werden die Fettdepots in Windeseile wieder aufgefüllt. Und schon haben Sie es mit dem berüchtigten Jojo-Effekt zu tun. Nach jeder Diät schnellt Ihr Gewicht sofort wieder nach oben.

htung!

> Je öfter Sie zu Crashkuren greifen, desto häufiger wandert der Zeiger der Waage abwechselnd auf und ab. Auf Dauer haben Sie dadurch nichts gewonnen – das Einzige, was sich bemerkbar macht, sind Stress, Frust und schlechte Laune.

Tipp

Verzichten Sie in Zukunft ein für alle Mal auf belastende Hungerkuren. Durch Dinner-Cancelling können Sie ohne Stress und gut gelaunt abnehmen. Dabei werden alle Ihre Zellen mit lebenswichtigen Vitalstoffen versorgt. Zugleich durchbrechen Sie die schlechte Gewohnheit, mehr zu essen, als Sie benötigen.

Obwohl Dinner-Cancelling keine Crashkur ist, können Sie Ihr Wunschgewicht damit trotzdem relativ schnell erreichen. »Relativ schnell« heißt, dass Sie unschöne Fettdepots sehr viel rascher loswerden, als Sie gebraucht haben, um sie aufzubauen.

Tipp

Mehr Energie und Lebensfreude: Wenn Sie abends grundsätzlich auf schwere Mahlzeiten und zwischendurch sogar ganz auf das Abendessen verzichten, wird viel Energie freigesetzt. Die Energie, die Ihr Körper brauchen würde, um kalorienreiche Speisen aufzuspalten, können Sie für andere Dinge einsetzen. Dinner-Cancelling steigert die Leistungsfähigkeit und schützt Sie gleichzeitig vor Erschöpfung und depressiven Verstimmungen. Richtig angewendet, schenkt Ihnen die Dinner-Cancelling-Methode neue Power und hilft dabei, leere Batterien wieder aufzuladen.

Berechnen Sie mit dem Body-Mass-Index Ihr Idealgewicht

Ob Sie zu schwer sind oder nicht, können Sie leicht feststellen. Meist genügt ein ehrlicher Blick in den Spiegel …

Allerdings entspricht unser subjektives Empfinden manchmal ganz und gar nicht den Tatsachen. Menschen, die unter Magersucht leiden, fühlen sich auch dann noch viel zu dick, wenn sie bereits bedenkliches Untergewicht haben. Auf der anderen Seite gibt es auch Übergewichtige, die sich selbst gar nicht dick finden und nicht die Notwendigkeit verspüren, abzunehmen.

Tipp

Wenn Sie Dinner-Cancelling vor allem praktizieren wollen, um abzunehmen, sollten Sie natürlich wissen, ob Sie auch wirklich zu viel Gewicht auf die Waage bringen. Der Body-Mass-Index (BMI) ist eine von Medizinern und Ernährungswissenschaftlern allgemein anerkannte Methode, mit der Sie feststellen können, ob Ihr Gewicht im grünen Bereich liegt oder nicht.

Info

Die BMI-Formel lautet:
BMI = Körpergewicht (kg) : Körpergröße^2 (m)

Mit dieser BMI-Formel und einem Taschenrechner können Sie Ihren BMI ganz leicht ausrechnen. Angenommen, Sie wiegen 80 Kilogramm und sind 1,70 Meter groß, dann würde die Rechnung so aussehen:

Körpergewicht (kg)	→	80
Körpergröße² (m)	→	1,7 x 1,7 = 2,89

Um Ihren BMI zu ermitteln, fehlt jetzt nur noch ein Schritt:

80 : 2,89 = 27,68

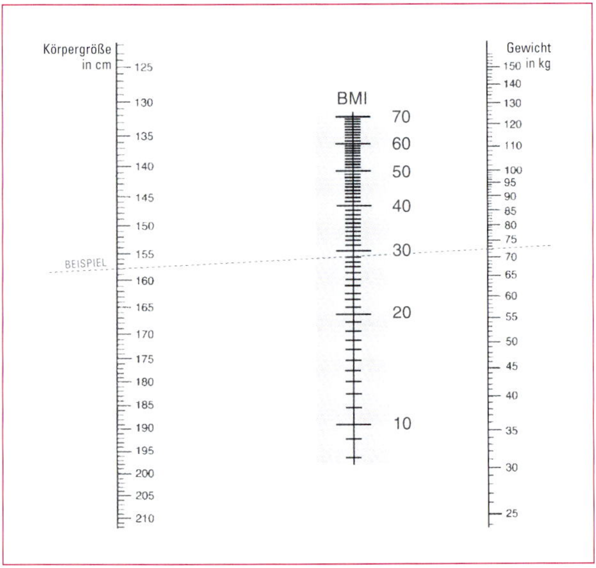

Info

BMI-Auswertung:

- Wenn Ihr BMI unter 19 liegt, haben Sie Untergewicht: Verzichten Sie in diesem Fall auf Dinner-Cancelling.
- Liegt Ihr BMI zwischen 20 und 25, haben Sie Normalgewicht. Sie können Dinner-Cancelling ruhig anwenden, sollten dies jedoch vor allem aus reinigenden und verjüngenden Gründen tun und weniger, als um abzunehmen.
- Liegt Ihr BMI bei Werten zwischen 26 und 30, heißt es aufpassen. Sie haben zwar nur leichtes Übergewicht, sollten aber vorbeugen. Für Sie ist die Dinner-Cancelling-Einsteiger-Variante empfehlenswert (siehe Seite 40), um die Methode einmal auszuprobieren. Langfristig können Sie dann die Standard-Methode (siehe Seite 41 f.) praktizieren.
- Bei einem BMI, der zwischen 31 und 40 liegt, wird es höchste Zeit, etwas zu unternehmen. Führen Sie die 14-Tage-Dinner-Cancelling-Kur durch (siehe Seite 42 ff.) und steigen Sie dann auf die Dinner-Cancelling-Standard-Variante um.
- Liegt Ihr BMI über 40, haben Sie extremes Übergewicht. Lassen Sie sich von Ihrem Arzt beraten. Sie sollten die 14-Tage-Dinner-Cancelling-Kur durchführen und Ihre Ernährung gleichzeitig dauerhaft umstellen.

Wenn es Ihnen zu kompliziert ist, Ihren Body-Mass-Index auszurechnen, können Sie auch einfach die unten stehende BMI-Tabelle benutzen. Wenn Sie eine Linie von Ihrer Körpergröße zu Ihrem Gewicht ziehen, schneidet diese Linie in der Mitte Ihren BMI-Wert.

Finden Sie Ihr Wohlfühlgewicht

Täglich werden wir von der Werbung beeinflusst. Wohin wir schauen, preisen Topmodels Produkte aller Art an und suggerieren unserem Unterbewusstsein dabei, dass wir nur dann erfolgreich, attraktiv und glücklich sein können, wenn wir eine Topfigur haben. Das ist natürlich Unsinn. Unser Glück, unser Erfolg und sogar unsere Attraktivität hängen letztlich nur davon ab, wie wir uns fühlen.

Durch die Dinner-Cancelling-Strategie können Sie Ihren Körper sensibilisieren. Mit der Zeit werden Sie spüren, was Sie brauchen, um sich wirklich wohl zu fühlen. Und so zielt Dinner-Cancelling auch nicht darauf ab, dass Sie sich zum Sklaven Ihrer Waage machen. Natürlich ist es wichtig, Übergewicht in den Griff zu bekommen, bevor es zu gesundheitlichen Problemen kommt. Wie ein »Margarine-Model« brauchen Sie dafür jedoch nicht auszusehen.

Das so genannte Idealgewicht ist nur dann ideal, wenn Sie sich damit auch wohl und energiegeladen fühlen. Besser ist es daher, vom »Wohlfühlgewicht« zu sprechen. Hören Sie auf Ihren Körper und versuchen Sie nicht, Ihr Gewicht auf Biegen und Brechen auf einen vermeintlichen Idealwert zu drücken.

Info

Dinner-Cancelling – das ist auch die Kunst, die richtige Mitte zwischen den Extremen zu finden: Einerseits sollten Sie sich nicht vom allgemeinen Schlankheitswahn terrorisieren lassen und jede Kalorie zählen, denn so macht das Leben keinen großen Spaß mehr. Andererseits sollten Sie es auch vermeiden, Ihr Aussehen und Ihre Gesundheit durch allzu viele Pfunde zu belasten, denn auch das erzeugt Unzufriedenheit. Lassen Sie das Pendel daher weder zu stark auf die eine noch auf die andere Seite ausschlagen. Doch keine Sorge: Durch die Dinner-Cancelling-Strategie wird Ihr Körper ganz von selbst zu seinem Wohlfühlgewicht finden.

Vier Abnehmtipps

Ganz egal, für welche der Dinner-Cancelling-Varianten Sie sich entscheiden – in jedem Fall sollten Sie beim Abnehmen einige Punkte beachten. Die folgenden Tipps helfen Ihnen, die häufigsten Diätfehler zu vermeiden, und sorgen dafür, dass Sie nicht nur schnell überschüssiges Fett abbauen, sondern sich dabei auch noch wohl fühlen.

Tipp

Tipp 1 Beim Dinner-Cancelling sollten Sie sich keinesfalls quälen. Was Sie essen, bleibt letztlich Ihnen überlassen. Zwar gibt es einige Empfehlungen, aber keine strengen Gebote oder Verbote. Legen Sie Wert auf Genuss! Gönnen Sie sich zwischendurch ein Gläschen Bier oder Wein. Und wenn Sie das Gefühl haben, dass Sie unbedingt etwas Süßes brauchen, dann sollten Sie auf Ihren Körper hören. Eine Diät, die keinen Spaß macht, bringt auf Dauer keinen Erfolg. Kleine Sünden sind erlaubt, aber natürlich sollten Sie es nie übertreiben.

Tipp 2 Im Praxisteil finden Sie eine Tabelle, die beispielsweise fettreiche und fettarme Nahrungsmittel enthält und Ihnen die Auswahl erleichtert. Dennoch: Verschwenden Sie Ihre kostbare Zeit nicht damit, Kalorien zu zählen und umständliche Ernährungspläne zusammenzustellen. Nehmen Sie die Tabellen, die Sie in diesem Buch finden, als Anregung, aber bleiben Sie beim Einkaufen und Essen entspannt. Denken Sie daran: Dinner-Cancelling ist nicht kompliziert. Die wenigen Grundregeln sind einfach und nahe liegend – alle weiteren Empfehlungen sind hilfreich, sollten aber nicht als eherne Gesetze angesehen werden.

Tipp 3 Durch Dinner-Cancelling können Sie Ihr Wunschgewicht erreichen. Doch setzen Sie sich dabei realistische Ziele. Ernährungswissenschaftler haben herausgefunden, dass es beim Abnehmen natürliche Grenzen gibt. Wer zu viel auf einmal abnimmt, bekommt Schwierigkeiten, sein Gewicht auch auf Dauer zu halten. Lassen Sie es also ruhig angehen; langfristig haben Sie dann den besseren Erfolg und abgesehen davon behalten Sie auch Ihre gute Laune.

Tipp 4 Sehen Sie Dinner-Cancelling als Möglichkeit an, negative Ernährungsgewohnheiten abzulegen. Wenn Sie einmal herausgefunden haben, wo das richtige Maß für Sie liegt, sind Sie Ihre Gewichtsprobleme für immer los. Sehen Sie Dinner-Cancelling als ersten wichtigen Schritt zu einem Life-Style-Change. Ersetzen Sie belastende und dick machende Speisen nach und nach durch vitalstoffreiche und fettarme.

Entgiftung – eine innere Reinigung

So werfen Sie Altlasten über Bord

Info

Die Abfälle, die sich in den Verdauungsorganen und im Gewebe ansammeln, werden als »Schlacken« bezeichnet. Die Verschlackung des Körpers hat vielfältige Ursachen: Einseitige Ernährung, fette Speisen, Alkohol, Nikotin, Umweltgifte und Stress sind die häufigsten.

Medizinisch gesehen werden Stoffwechselprodukte und Verdauungsrückstände erst dann zu Schlacken, wenn der Körper sie nicht mehr abtransportieren kann; je mehr »Abfall« wir ansammeln, desto wahrscheinlicher wird das.

Über das Bindegewebe und die Bindegewebsflüssigkeit gelangen Sauerstoff und andere lebenswichtige Nährstoffe in die Zellen. Zu häufiges Essen kann diesen Mechanismus stören: Sind die Körperzellen durch Nahrung gesättigt, dauert es einige Zeit, bis sie wieder neue Nährstoffe aufnehmen können. Wenn Sie zu viel oder in zu kurz aufeinander folgenden Abständen essen, entsteht ein Nährstoff-Stau: über das Bindegewebe nachkommende Nährstoffe können von den bereits übersättigten Körperzellen nicht mehr aufgenommen werden und lagern sich in der Bindegewebsflüssigkeit ab, die dadurch allmählich eindickt und übersäuert wird.

Achtung!

Im Lauf der Zeit schaffen es immer weniger Nährstoffe, durch den Stau zu kommen, und die Zellen werden trotz reichlicher Kalorienaufnahme nicht optimal mit Nährstoffen versorgt.

Tipp

Was können Sie dagegen tun? Ganz einfach:

- Belasten Sie Ihren Körper möglichst wenig, indem Sie auf schwere Nahrung verzichten. Ernähren Sie sich fettarm und vitaminreich und trinken Sie viel Wasser und reinigende Tees, wie zum Beispiel Lapachotee – so wie es die Dinner-Cancelling-Strategie empfiehlt.
- Geben Sie Ihrem Körper die Chance, Altlasten wieder auszuscheiden, indem Sie regelmäßig zwei- bis dreimal in der Woche auf das Abendessen verzichten. Die gesunde Entschlackung des Körpers unterstützen Sie zudem, indem Sie zweimal im Jahr die große 14-Tage-Dinner-Cancelling-Kur durchführen.

Durch Dinner-Cancelling helfen Sie Ihrem Körper, Altlasten über Bord zu werfen. Dies ist die wichtigste Voraussetzung dafür, dauerhaft gesund zu bleiben. »Entschlackung« lautet das Zauberwort – auf den Alltag übertragen heißt das nichts anderes, als den Müll regelmäßig aus der Wohnung zu entfernen und zur Tonne zu tragen.

Tipp

Dinner-Cancelling bietet Ihnen eine völlig unkomplizierte Möglichkeit zur Entschlackung. Die regelmäßige Anwendung der Dinner-Cancelling-Strategie

- ermöglicht es allen Organen, wichtige Aufräumarbeiten zu erledigen,
- verlängert die nächtliche Entgiftungsphase und entlastet somit die Zellen,
- unterstützt den Reinigungsprozess des Organismus,
- wirkt vielen chronischen Krankheiten entgegen und
- aktiviert die körpereigenen Abwehrkräfte.

Dinner-Cancelling – eine schonende Variante des Fastens

Dinner-Cancelling ist im Grunde nichts anderes als Fasten auf die sanfte Tour. Da wir nachts üblicherweise ja keine Nahrung zu uns nehmen, hat der Körper in dieser Zeit die Möglichkeit, so etwas wie eine kleine Fastenkur einzulegen. Indem Sie Ihr Dinner zu bestimmten Zeitpunkten »canceln«, verlängern Sie ganz einfach diese nächtliche Fastenperiode und unterstützen dadurch die Entgiftungsmechanismen des Körpers. Unser Körper verfügt über wirkungsvolle Selbstreinigungs-Mechanismen. Er reagiert sehr schnell und nützt günstige Situationen sofort, um sich innerlich zu reinigen.

Tipp

Fasten hat viele Vorteile: Der Körper nutzt Fastenzeiten, um schädliche Substanzen abzustoßen. Die Zellen werden von Giftstoffen und Säuren befreit – Wasser- und Eiweißüberschüsse werden ausgeschwemmt. Das Gute dabei: Das funktioniert auch bei sehr kurzen Fastenperioden, vor allem wenn diese, wie beim Dinner-Cancelling, regelmäßig eingelegt werden.

Wer gegen 19 oder 20 Uhr eine schwere Mahlzeit zu sich nimmt und vor dem Fernseher dann noch bis Mitternacht Süßigkeiten oder Chips knabbert, gibt seinem Körper jedoch kaum eine Chance: Bis zum Frühstück sind es dann nur noch sieben bis acht Stunden. Diese Zeit reicht nicht aus, um wichtige Aufräumarbeiten zu erledigen. Und zusätzlich werden den Verdauungsorganen durch die späten »Snacks« noch schwere Lasten aufgebürdet, wodurch die nächtliche Erholungsphase massiv gestört wird.

Tipp

Wenn Sie Dinner-Cancelling praktizieren und ab 17 Uhr nichts mehr essen, verlängern Sie die natürliche nächtliche Fastenperiode auf 14 bis 15 Stunden. Darüber hinaus belasten Sie Ihre Verdauungsorgane nicht mehr mit schweren Speisen. Die frei gewordene Energie nutzt Ihr Organismus, um sich von Toxinen (Giftstoffen) zu befreien.

Anti-Aging

Wer von uns träumt nicht davon, ewig jung zu bleiben? Sicher wollen auch Sie nicht nur heute, sondern auch in 20 oder 30 Jahren noch gesund und vital sein. Der Wunsch, das eigene Leben zu verlängern, ist weit verbreitet und nur allzu verständlich. Dabei liegt unsere Lebenserwartung heute bereits wesentlich höher, als es noch vor wenigen Generationen der Fall war. Altersforscher gehen davon aus, dass wir dank moderner Diagnose- und Therapieverfahren bald noch viel älter werden können. In 20 Jahren könnten Hundertjährige zur Regel und nicht zur Ausnahme gehören.

Was können wir also tun?
Eines ist sicher: Um den Alterungsprozess zu verzögern und die biologische Uhr sogar ein Stück zurückzustellen, brauchen Sie eine wirkungsvolle Anti-Aging-Strategie. Heute werden viele Anti-Aging-Mittel angeboten, doch es ist nicht alles Gold, was glänzt – und so sollten Sie immer auf Ihren gesunden Menschenverstand hören.

Achtung!

Wundermittel, die ewige Jugend versprechen, sind mit größter Vorsicht zu genießen!

Hormone – die Grundlage ewiger Jugend?

Hormone stehen im Mittelpunkt vieler Anti-Aging-Strategien. Hormone sind chemische Botenstoffe, die wichtige Vorgänge im Organismus steuern. Den Hormonen haben wir es zu verdanken, dass wir uns fortpflanzen können, dass wir als Kinder wachsen und schließlich erwachsen werden oder dass unser Stoffwechsel seine vielfältigen Aufgaben gut ausführen kann. Die Hormone, die in den Drüsen produziert werden, beeinflussen die Tätigkeit und das Zusammenwirken all unserer Organe.

Die »Jungbleib-Hormone« Melatonin und STH

Durch Dinner-Cancelling kann die Produktion wichtiger Anti-Aging-Hormone auf natürliche Weise angeregt werden. Dabei spielen zwei Hormone eine besonders große Rolle – Melatonin und das Wachstumshormon STH (Somatotropin).

Info

Doch was haben Hormone mit ewiger Jugend zu tun? Mit zunehmendem Alter nimmt die körpereigene Produktion vieler wichtiger Hormone ab. Sinkt der Hormonspiegel, so bekommen wir dies an Leib und Seele zu spüren. Besonders deutlich wird das in den Wechseljahren, unter denen Männer übrigens genauso zu leiden haben wie Frauen: Beim Mann kommt es in dieser Zeit vermehrt zu Potenzstörungen, Haarausfall und einer Abnahme der Muskelkraft. Frauen verlieren ihre Fähigkeit zur Fortpflanzung und leiden häufig unter Hitzewallungen. Doch abgesehen von diesen geschlechtsspezifischen Unterschieden kann der mit zunehmendem Alter sinkende Hormonspiegel bei Männern und Frauen zu den gleichen Symptomen führen:

- Erschöpfung und chronische Müdigkeit
- Depressive Verstimmungen und Lustlosigkeit
- Konzentrationsprobleme und Gedächtnisstörungen
- Ein- und Durchschlafstörungen
- Schwächung des Immunsystems
- Osteoporose
- Kopfschmerzen
- Austrocknen der Haut und Schleimhäute
- Libidoverlust

ipp

Durch Dinner-Cancelling wird die Melatonin-Produktion erhöht. Ein leerer Magen regt das Gehirn dazu an, Impulse auszusenden, die die nächtliche Melatoninproduktion ankurbeln und die Körpertemperatur leicht absenken. Altersforscher vermuten, dass dadurch nicht nur überlebenswichtige Reparaturen innerhalb der Zellen besser ablaufen können, sondern dass auch viele Organfunktionen dadurch optimiert werden.

Je länger der Körper dagegen mit Verdauen beschäftigt ist, desto später setzt dieser Prozess ein. Während Abendfasten die Melatoninproduktion also erhöht, wird sie durch nächtliche Verdauungsprozesse gehemmt.

htung!

Wer also spät am Abend noch eine Pizza oder einen Braten isst, trägt auch auf hormoneller Ebene dazu bei, dass er schon bald »alt aussieht«.

Für die Altersforschung ist neben dem Melatonin auch das Wachstumshormon (STH = Somatotropin) von besonderem Interesse. Wissenschaftler halten das Wachstumshormon für eines der wirkungsvollsten Hormone, wenn es darum geht, den Alterungsprozess zu verzögern.

Auf gefahrlosem und unbedenklichem Weg können Sie Ihren Körper darin unterstützen, den Somatotropin-Spiegel zu erhöhen.

Tipp

Achten Sie auf Ihr Gewicht: Bei Übergewichtigen ist der Somatotropin-Spiegel meist wesentlich niedriger als bei Menschen mit Idealgewicht. Und je niedriger der STH-Spiegel ist, desto schneller kommt es zu typischen Alterserscheinungen. Praktizieren Sie Dinner-Cancelling: Bleibt der Magen abends leer, wird nicht nur die Melatonin-, sondern auch die Somatotropinproduktion angeregt. Umgekehrt bremsen reichhaltige Abendmahlzeiten die Ausschüttung dieser Hormone und tragen so indirekt dazu bei, dass unsere Zellen schneller altern.

Weniger ist oft mehr

Die Produktion der Jungbleib-Hormone Melatonin und Somatotropin wird durch abendliches Fasten besonders effektiv angeregt. Wer seine biologische Uhr zurückdrehen will, der sollte bei seiner Ernährung also immer daran denken, dass weniger oft mehr ist!

Anti-Aging-Experten empfehlen Frauen, täglich höchstens 1500 bis 2000 Kalorien aufzunehmen – bei Männern dürfen es zwischen 1800 und 2300 Kalorien sein. Die Zahlen beziehen sich auf die sitzende Bevölkerung. Sportler und Menschen, die körperlich arbeiten, müssen die Menge natürlich entsprechend erhöhen. Das Gleiche gilt für Menschen, die deutlich größer sind als der Durchschnitt, denn der Kalorienbedarf ist auch von der Körpergröße abhängig.

Tipp

Der wichtigste »Jungbleib-Tipp« lautet: Weniger essen! Durch Dinner-Cancelling können Sie Ihre durchschnittliche Kalorienzufuhr problemlos um knapp ein Drittel reduzieren – der beste und gesündeste Weg in ein hohes Alter!

Dinner-Cancelling hilft nicht nur eingeschlafenen Hormonen auf die Sprünge – auch im Zusammenhang mit der körpereigenen Proteinproduktion lässt sich der verjüngende Effekt des Dinner-Cancelling erklären:

Unser Körper produziert ständig Proteine (Eiweißkörper), die unter anderem beim Muskel- und Organaufbau eine wichtige Rolle spielen. Durch Dinner-Cancelling werden die so genannten Heat-Shock-Moleküle aktiv: Diese Moleküle bestimmen das Muster der Proteine – sie sorgen also dafür, dass die Eiweißstrukturen unseres Körpers die richtige Form erhalten und im Organismus optimal funktionieren.

Tipp

Kurze Fastenperioden, die ja durch Dinner-Cancelling automatisch entstehen, führen dazu, dass sich die Heat-Shock-Moleküle vermehren. Die Folge: Muskeln und Organe werden im wahrsten Sinne des Wortes »top in Form« gehalten. Wissenschaftler suchen derzeit intensiv nach Erklärungen dafür, warum und wie das genau funktioniert. Doch für unsere Zwecke genügt es zu wissen, dass es funktioniert!

Drei Anti-Aging-Tipps

»Mäßigung beim Essen« – das ist zweifellos die beste Strategie, um schlank zu werden, gesund zu bleiben und dem Älterwerden die kalte Schulter zu zeigen. Doch natürlich gibt es noch weitere Methoden, die Sie dabei unterstützen.

Tipp

Tipp 1: Tanken Sie Vitamine! Bei allen Vorteilen der »Low-Calorie«-Philosophie sollten Sie immer bedenken, dass es dabei nicht darum gehen sollte, nur noch Kalorien zu zählen. Auch wenn Anti-Aging-Experten konkrete Kalorien-Mengen angeben, sind diese mit Vorsicht zu genießen, da jeder Mensch einen sehr individuellen Kalorienverbrauch hat. Klammern Sie sich daher nicht an Zahlen und Tabellen. Durch Dinner-Cancelling sparen Sie ganz

automatisch Kalorien ein, ohne auf jede Kalorie einzeln achten zu müssen.
Worauf es Ihnen dagegen unbedingt ankommen sollte, ist die Qualität Ihrer Nahrung. Wenn Sie lange und dabei gesund leben wollen, sollten Sie sich optimal ernähren. Ein weiterer wichtiger Anti-Aging-Tipp lautet daher – versorgen Sie sich am besten täglich mit allen wichtigen Vitaminen und Mineralstoffen.

Tipp 2: Bleiben Sie in Bewegung! Eine weitere wichtige Voraussetzung dafür, jung zu bleiben, schaffen Sie, indem Sie sich ausreichend bewegen. Sie müssen nicht zum Sportler werden, doch sollten Sie sich regelmäßig Bewegungseinheiten gönnen – ob zu Fuß, auf dem Fahrrad oder auf Inline-Skates spielt dabei keine Rolle. Zahlreiche Studien belegen, dass moderates Training nicht nur Herz und Kreislauf schützt, sondern auch die Ausschüttung wichtiger Anti-Aging-Hormone anregt und das Immunsystem aktiviert.

Tipp 3: Stoppen Sie Freie Radikale! »Freie Radikale« sind hochreaktive Zwischenprodukte des Stoffwechsels. Diese aggressiven Teilchen greifen unsere Zellen an, wo immer sie können. Freie Radikale werden vor allem durch Umweltgifte, UV-Strahlen, Stress, Zigarettenrauch oder bei erhöhten Ozonwerten freigesetzt. Sie beschleunigen den Alterungsprozess im Körper.

Einige Schutzstoffe – dazu gehören vor allem Vitamin A, C und E sowie das Spurenelement Selen – helfen unseren Zellen, sich gegen diese Angriffe zur Wehr zu setzen. Die Substanzen, die Freie Radikale abfangen, werden als »Antioxidantien« bezeichnet. Besonders viele »Abfangjäger« sind in Zitrusfrüchten, Kartoffeln, Zwiebeln, Paprika, Nüssen, kaltgepressten Pflanzenölen, Meeresfisch, Tomatensaft sowie in grünem und schwarzem Tee enthalten.
Eine weitere einfache Möglichkeit, das radikale Treiben der zerstörerischen Moleküle einzudämmen, besteht darin, nicht zu rauchen, keinen oder nur wenig Alkohol zu trinken, körperliche Überanstrengungen zu meiden und sich Stress so weit als irgend möglich vom Hals zu schaffen.

Die vier goldenen Dinner-Cancelling-Regeln

Dinner-Cancelling in die Tat umzusetzen ist sehr leicht. Dabei kommen Sie ganz ohne komplizierte Diätpläne und anstrengendes Kalorienzählen aus. Und die wichtigste Dinner-Cancelling-Regel lautet schlicht und einfach:

Nehmen Sie nach 17 Uhr nur noch Flüssiges zu sich! Beim Dinner-Cancelling ist diese Regel das A und O. Doch andererseits ist sie nur die erste von vier wichtigen Regeln der Dinner-Cancelling-Strategie. Und nur wenn Sie alle vier Grundsätze dieser ganzheitlichen Wellness-Strategie beachten, werden Sie damit optimale Erfolge erzielen. Ganz gleich, ob Sie abnehmen wollen, etwas für Ihre Gesundheit tun möchten oder mit dem Gedanken spielen, ein Anti-Aging-Programm zu starten – um Ihre Ziele schnell und effektiv zu erreichen, finden Sie im Folgenden noch einige nützliche Tipps und Informationen.

Wann und wie oft soll man Dinner-Cancelling ausführen? Was darf man trinken? Wie soll die Ernährung »rund um Dinner-Cancelling« aussehen? Die Antworten auf diese und viele andere Fragen liefern Ihnen die vier Grundregeln der Dinner-Cancelling-Strategie:

1. Regel: Kein Abendessen!

An bestimmten Tagen auf das Abendessen zu verzichten ist das wichtigste Prinzip der Dinner-Cancelling-Strategie. Dabei genügt es, ab 17 Uhr nichts mehr zu essen. Zwar mag es einige Dinner-Cancelling-Fans geben, die bereits um 16 Uhr oder noch früher mit dem Abendfasten beginnen, doch um in den Genuss der vielen positiven Wirkungen des Dinner-Cancelling zu kommen, ist dies nicht nötig.

Info

Wenn Sie gegen 17 Uhr noch einen kleinen Powersnack zu sich nehmen, wird es Ihnen nicht schwer fallen, den verbleibenden Rest des Tages ohne Essen zu überstehen. Wichtig ist natürlich, dass Sie Ihren Körper tagsüber durch ein vitalstoffreiches Frühstück und Mittagessen mit allen wichtigen Biostoffen versorgen. Übrigens: Es fällt den meisten Menschen viel leichter, gar nichts zu essen, als wenig zu essen.

Ab 17 Uhr bleibt die Küche also für Sie geschlossen. Flüssigkeit sollten Sie ab jetzt in ausreichenden Mengen zu sich nehmen. Damit beugen Sie auch Hungergefühlen vor.

Die Macht der Gewohnheit wird Ihnen beim Dinner-Cancelling schon bald zu Hilfe kommen. Erfahrungsgemäß dauert es nicht lange, bis Dinner-Cancelling einem in Fleisch und Blut übergegangen ist. Bis es so weit ist, brauchen Sie vielleicht eine kleine Portion Disziplin. Doch wenn Sie wissen, wie Sie Ihre Motivation wecken, wird auch das kein Problem für Sie darstellen (siehe unter »Motivations- und Durchhaltestrategien« Seite 85 ff.).

chtung!

Überflüssige Pfunde purzeln lassen, den Körper entgiften und die Lebensenergie erhöhen – all das gelingt Ihnen nur, wenn Sie an Dinner-Cancelling-Tagen ab 17 Uhr konsequent auf feste Nahrung verzichten. Trinken Sie, so viel Sie wollen, aber essen Sie nichts – auch keine »Kleinigkeit«.

Vier Dinner-Cancelling-Methoden

Es stellt sich natürlich schnell die Frage, wie oft man Dinner-Cancelling praktizieren sollte. Die Antwort richtet sich danach, was Sie mit Dinner-Cancelling erreichen wollen. Grundsätzlich haben Sie mehrere Möglichkeiten, Dinner-Cancelling in die Praxis umzusetzen:

Die Dinner-Cancelling-Einsteiger-Variante

Sie bietet sich für Einsteiger ebenso an wie für alle die, die Dinner-Cancelling einfach einmal ausprobieren möchten. Sie ist die einfachste Art des Dinner-Cancellings, erfordert so gut wie kein Hintergrundwissen und kann von jedem sofort problemlos in die Praxis umgesetzt werden. Empfehlenswert auch für jene, die erste Gewichtsprobleme in den Griff bekommen möchten.

So geht's

1. Regel
Nach 17 Uhr nur noch Flüssiges!
Und das: zwei- bis dreimal in der Woche!

2. Regel
Trinken Sie ausreichend Flüssigkeit nach 17 Uhr.
Besonders empfehlenswert:
Wasser, Molke und Lapachotee – das spült den Körper gut durch.

Das ist alles! Mehr müssen Sie nicht beachten – und essen Sie ansonsten wie bisher. Der Effekt – Sie nehmen jede Woche gut ein Kilogramm ab.

Die Standard-Methode

So geht's

Verzichten Sie an zwei bis drei festen Tagen in der Woche auf das Abendessen. Führen Sie dies mehrere Monate oder nach Wunsch auch das ganze Jahr über durch.

Info

Die Standard-Methode ist sehr beliebt. Sie wird von vielen Anti-Aging-Experten und Ernährungsberatern empfohlen. Zwei- oder auch dreimal die Woche auf das Abendessen zu verzichten – das fällt nicht schwer und wird schnell zur Gewohnheit, wenn Sie jede Woche feste Tage dafür auswählen. Wichtig dabei: Wählen Sie Abende aus, an denen Sie problemlos auf das Essen verzichten können – wenn Geschäftsessen anstehen oder Sie sich mit Freunden im Restaurant treffen wollen, macht Dinner-Cancelling natürlich keinen Sinn.

Für die Standard-Methode gilt als absolutes Minimum die »3 mal 2 Formel«:

Verzichten Sie zwei Monate lange je zweimal in der Woche auf das Abendessen und wiederholen Sie dies zweimal im Jahr.

Wenn Sie die Vorzüge der Dinner-Cancelling-Methode erst einmal hautnah erfahren haben, wird es Ihnen nicht schwer fallen, statt zwei- auch dreimal in der Woche auf das Abendessen zu verzichten. Sie können die Standard-Methode mehrmals im Jahr über einige Monate einsetzen. Es spricht aber auch nichts dagegen, sie als Langzeit-Strategie das ganze Jahr über zu praktizieren.

Achtung!

Sie sollten die Standard-Methode einsetzen,
- wenn Sie den Alterungsprozess verzögern und Ihre biologische Uhr zurückdrehen möchten;
- wenn Sie Ihr Gewicht langsam aber sicher reduzieren und dauerhaft unter Kontrolle halten wollen;
- wenn Sie Ihren Körper regelmäßig von Schlacken befreien und kleine Ernährungssünden ausgleichen möchten.

Die 14-Tage-Dinner-Cancelling-Kur

So geht's

verzichten Sie über einen Zeitraum von zwei Wochen täglich auf das Abendessen. Gehen Sie anschließend für ein bis zwei Monate zur Standard-Methode (siehe oben) über.

Die 14-Tage-Kur ist eine wichtige Dinner-Cancelling-Variante. Sie führen dabei konsequent eine milde Form des Fastens durch, bei der Sie jedoch tagsüber jede Menge lebenswichtige Nährstoffe aufnehmen. Durch diese Methode können Sie in 14 Tagen etwa fünf bis sechs Kilo abnehmen. (Wer starkes Übergewicht hat, wird sogar noch mehr abnehmen.)

Tipp

Die 14-Tage-Dinner-Cancelling-Kur hilft, schnell und konsequent abzunehmen.

Info

Die zweiwöchige Dinner-Cancelling-Kur ermöglicht es Ihnen, sich von alten, schädlichen Essgewohnheiten zu befreien. Damit Sie anschließend jedoch nicht wieder in alte Ernährungsmuster zurückfallen, sollten Sie nach den 14 Tagen zur Standard-Methode übergehen. Dabei verzichten Sie zwei- bis dreimal in der Woche auf das Abendessen. Bleiben Sie am besten mindestens noch ein bis zwei Monate bei dieser Strategie. Auf diese Weise kommt es zu einer sanften, aber gründlichen Entgiftung, die sich positiv auf Körper und Seele auswirkt.

Achtung!

Sie sollten die 14-Tage-Dinner-Cancelling-Kur durchführen,

- wenn Sie deutlich zu viel wiegen und sich schnell von Übergewicht befreien wollen;
- wenn Sie Ihren Körper gründlich von Schlacken und Giftstoffen reinigen wollen;
- wenn Sie unter chronischen Erkrankungen leiden und Ihre Selbstheilungskräfte anregen möchten;
- wenn negative Ernährungsgewohnheiten Ihnen das Leben schwer machen und Sie alte Muster effektiv durchbrechen wollen.

Dinner-Cancelling forever

So geht's

Gewöhnen Sie es sich ganz ab, zu Abend zu essen. Wenn Sie die Abendmahlzeiten aus Ihrem Ernährungsprogramm streichen, sollten Sie sich jedoch ab und zu Ausnahmen gönnen.

Es gibt einige Menschen, die abends prinzipiell nichts essen. Dazu gehören »kleine Esser«, die zu vorgerückter Stunde keine Nahrung mehr brauchen oder sie schlecht vertragen. Dazu gehören aber auch Dinner-Cancelling-Begeisterte, die die Erfahrung gemacht haben, dass sie sich körperlich, seelisch und geistig wohler fühlen, wenn sie nicht zu Abend essen.

Info

Prinzipiell ist Dinner-Cancelling eine Methode, die Sie Ihr Leben lang mehrmals wöchentlich durchführen können – und wenn Sie wollen sogar täglich. Solange Sie sich an die restlichen Regeln der Dinner-Cancelling-Strategie halten – viel trinken und tagsüber jede Menge Powerstoffe zu sich nehmen –, spricht nichts dagegen. Ganz im Gegenteil: Die gesundheitlichen Wirkungen sind enorm. In vielen buddhistischen Klöstern gibt es niemals Abendessen – und die Nonnen und Mönche erfreuen sich bester Gesundheit.

Achtung!

Gehen Sie nicht zu streng mit sich um. Wenn Sie Dinner-Cancelling als lebenslange Wellness-Methode einsetzen wollen, werden Sie die positiven Auswirkungen umso gründlicher spüren, doch gönnen Sie sich dabei auch einmal eine Ausnahme: bei Familienfesten, an Geburtstagen, auf Reisen oder auch einfach, wenn Sie Lust auf ein geselliges Abendessen haben.

»Dinner-Cancelling forever« – das ist sicher nicht jedermanns Sache, hat aber viele Vorteile:

- Sie werden nie mehr Gewichtsprobleme bekommen;
- das Abendfasten wird schnell zur neuen Gewohnheit und kommt Ihnen bald ganz selbstverständlich vor;
- Sie fühlen sich körperlich und geistig leicht und unbeschwert;
- Sie stärken Ihr Immunsystem dauerhaft;
- Sie haben immer genug Energie, um all die Dinge zu tun, die Ihnen am Herzen liegen;
- Sie sparen viel Zeit (in der Küche) und Geld (im Supermarkt), denn immerhin essen Sie täglich eine Mahlzeit weniger und das macht sich durchaus bemerkbar.

Tipp

Grundsätzlich eignet sich die Dinner-Cancelling- Methode auch für jeden Tag. Doch auch hier gilt: Erstarren Sie nicht in festen Regeln, gönnen Sie sich Ausnahmen und behalten Sie den Spaß an der Sache.

… und weitere Cancelling-Methoden

»To cancel« heißt nichts anderes als »streichen« oder »ausfallen lassen«. Und natürlich gibt es sehr viele weitere Möglichkeiten, bestimmte Nahrungsmittel oder Substanzen aus dem Ernährungsplan zu streichen. Im Gegensatz zu Dinner-Cancelling eignen sich die folgenden Cancelling-Methoden nicht unbedingt als Langzeit-Strategien. Dennoch sollten Sie sie ab und zu einsetzen, da Sie dadurch schädliche Ernährungsgewohnheiten loswerden können.

Tipp

Durch zeitlich befristete Cancelling-Strategien, wie zum Beispiel Alkohol- oder Süßigkeiten-Cancelling, können Sie Suchttendenzen in Ihrer Ernährung erkennen und sich von negativen Essmechanismen befreien.

Ob Allergiker, Vegetarier oder Veganer, manche Menschen haben sich die Cancelling-Methode schon ganz automatisch zur festen Gewohnheit gemacht, indem sie auf den Verzehr gewisser Nahrungsmittel verzichten.

Die folgenden Cancelling-Beispiele dienen als Anregung zum Experimentieren. Es handelt sich um einfache Wellness-Techniken, um Kurzstrategien, durch die Sie

Info

Ohne dass wir es merken, konsumieren wir oft ganz unbewusst Substanzen, die uns belasten und uns viel Energie rauben. Dann wird es Zeit, negative Mechanismen einmal bewusst zu durchbrechen – einfach indem Sie für eine von Ihnen festgelegte Zeit auf bestimmte Nahrungsmittel verzichten. Probieren Sie einmal die eine oder andere der folgenden Cancelling-Techniken aus und Sie werden ein ganz neues Körpergefühl entwickeln.

Körper und Seele entlasten und Ihre Gesundheit stärken können.

Breakfast-Cancelling

Keine Mahlzeit belastet den Verdauungsapparat so stark wie das Abendessen. Und keine andere Mahlzeit füllt unerwünschte Fettspeicher so schnell auf. Dinner-Cancelling ist daher die optimale Methode, um abzuspecken und die Einlagerung belastender Stoffe ins Bindegewebe zu verhindern. Dennoch gibt es einige Menschen, die sich mit dieser Methode einfach nicht anfreunden können – der Grund dafür kann in ihrem Biorhythmus liegen.

Info

Gehören Sie zu den Menschen, die morgens spät aufstehen und nachts noch lange arbeiten oder das Nachtleben genießen? Wenn ja, dann könnte es schwierig für Sie werden, die Dinner-Cancelling-Methode anzuwenden. Wenn Sie bis in die frühen Morgenstunden durchhalten müssen (oder wollen), ist es durchaus sinnvoll, noch ein spätes Abendessen zu sich zu nehmen. Allerdings sollten Sie dann unbedingt darauf achten, dass Sie dabei wenig Fett, aber viele Vitamine und Mineralstoffe aufnehmen – denn wer die Nacht zum Tage macht, braucht besonders viel Powerstoffe.

Wenn Sie eine ausgesprochene Nachteule sind und erst dann richtig aktiv werden, wenn andere ins Bett gehen, müssen Sie sich möglicherweise nach einer Dinner-Cancelling-Alternative umsehen.

Die Dinner-Cancelling-Alternative für Nachtschwärmer heißt Breakfast-Cancelling. Wer lange wach bleibt, neigt ohnehin nicht dazu, früh aufzustehen – und so bietet sich diese Methode förmlich an.

So geht's

Breakfast-Cancelling ist einfach: Verzichten Sie vor zwölf Uhr auf feste Nahrung und überbrücken Sie die Zeit bis zum Mittagessen, indem Sie mindestens einen Liter Wasser, Lapacho- oder Früchtetee trinken. Verzichten Sie jedoch in dieser Zeit auf Kaffee.

Da Ihr Körper in der Nacht viel Flüssigkeit verliert, sollten Sie die »Wassertanks« schnell wieder auffüllen – Kaffee entwässert und führt somit dazu, dass Sie nur noch mehr austrocknen.

Da Sie durch Breakfast-Cancelling Kalorien sparen, können Sie auch mit dieser Methode unerwünschte Pfunde verlieren.

Achtung!

> Als Anti-Aging-Strategie und zur Entlastung der Organe ist Dinner-Cancelling jedoch zweifellos das bessere Konzept.

Alkohol-Cancelling

Alkohol gehört nicht zu den Nahrungs-, sondern zu den Genussmitteln. Das heißt nichts anderes, als dass niemand Alkohol braucht, um überleben zu können. In unserem Kulturkreis ist der Alkoholgenuss allgemein akzeptiert. Das ist nicht überall auf der Welt so, denn streng genommen ist Alkohol eine Droge, die wie alle Drogen Gefahren in sich birgt – für die Gesundheit, aber auch für das Wahrnehmungsempfinden.

Achtung!

> Abgesehen von den verheerenden Folgen für Leber und Gehirnzellen, liefert Alkohol jede Menge leere Kalorien. Mit einigen Gläsern Bier oder Wein am Tag machen Sie die Erfolge jeder noch so effektiven Diät zunichte. Mit etwa sieben Kalorien pro Gramm enthält Alkohol mehr Kalorien als Eiweiß oder Kohlenhydrate (jeweils vier Kalorien pro Gramm)!

Ob Sie ganz auf Alkohol verzichten wollen oder nicht, ist Ihre Entscheidung. In Maßen genossen muss Alkohol der Gesundheit nicht schaden, ein Glas Rotwein etwa gilt aufgrund seiner positiven Wirkung auf die Herzfunktion sogar als empfehlenswert. Und auch Bier hat positive Eigenschaften – es stärkt die Nerven und hilft beim Einschlafen. Letztendlich ist es nur eine Frage der Dosis, ob Alkohol nützt oder schadet.

So geht's

Auch wenn kleine Mengen Alkohol also durchaus vertretbar sind – beim Alkohol-Cancelling sollten Sie einmal bewusst auf Alkohol verzichten. Und zwar ganz und gar! Setzen Sie sich einen festen Zeitrahmen – eine Woche ist das Minimum, besser sind 14 Tage. Nehmen Sie sich eisern vor, in dieser Zeit keinen Tropfen Alkohol zu trinken, weder Hochprozentiges noch Wein, Bier oder Sekt.

Falls Sie regelmäßig Alkohol trinken, ist Alkohol-Cancelling eine gute Methode, Ihre Kontrolle darüber zu behalten. Abgesehen davon wirken sich ein oder zwei alkoholfreie Wochen sehr reinigend auf Körper und Seele aus. Auch wird sich nach dieser Zeit Ihr Alkoholkonsum vermutlich reduzieren, weil Sie sich dafür sensibilisiert haben. Lassen Sie sich überraschen.

Fastfood-Cancelling

Ein Monat ohne Fastfood – für gesundheitsbewusste Menschen, die prinzipiell einen großen Bogen um Hamburger-Restaurants machen, ist das sicher kein Problem. Doch für die meisten stellt diese Cancelling-Methode durchaus eine große Herausforderung dar. Fastfood-Ketten gehören zu unserem Alltag. Sie passen gut in unsere Zeit, in der alles immer möglichst schnell gehen muss. Und wer zwischen zwei Terminen gerade mal eine halbe Stunde Zeit hat, kommt leicht in Versuchung, sich an einem Stand »mal schnell« eine Bratwurst einzuverleiben.

Egal ob Pommesbude, Hamburger-Restaurant oder Bratwurststand – alle Schnellimbiss-Stuben haben eins gemeinsam: Hier wird schnell gekocht und schnell gegessen. Die meisten Fastfood-Gerichte enthalten viel – oft billiges, minderwertiges – Fett, fettreiches Fleisch und so gut wie keine Vitamine.

Achtung!

Wussten Sie, dass Sie mit einem Hamburger und einer Portion Pommes mit Mayonnaise bereits rund 1000 Kalorien aufnehmen? Um die gleiche Menge Kalorien ohne Fastfood aufzunehmen, müssen Sie zum Beispiel einen Teller Tomatensuppe, eine Portion Kabeljau in Weißweinsoße, eine Portion Nudelsalat (ohne Mayonnaise), zwei Scheiben Weißbrot, einen Joghurt und zwei Äpfel essen.

Bewusst genießen, sich Zeit für sein Essen nehmen und aus seiner Mahlzeit ein Fest der Sinne machen – all das ist das Gegenteil von Fastfood. Durch Fastfood-Cancelling können Sie nicht nur viel für Ihre Figur tun, Sie können auch wieder lernen, ganz ohne Stress und Zeitdruck zu essen.

So geht's

Verzichten Sie für eine von Ihnen festgelegte Zeit ganz auf Schnellimbisse. Nehmen Sie sich stattdessen eine Thermoskanne, etwas Obst, einen Joghurt, ein belegtes Brot oder Ähnliches mit. So vermeiden Sie Heißhungeranfälle und können der Versuchung widerstehen, am Imbissstand gedankenlos jede Menge Kalorien in sich hineinzustopfen.

Süßigkeiten-Cancelling

Versuchen Sie einmal, eine Woche lang ganz ohne Süßigkeiten auszukommen. Kein Kuchen, keine Schokolade, keine Kekse! Süßigkeiten schmecken zweifellos gut, doch zum Überleben brauchen wir sie wahrlich nicht. Zucker – insbesondere chemisch isolierter Industriezucker, also unser handelsüblicher weißer Zucker – wird von Naturheilkundlern für die Entstehung zahlreicher Beschwerden mit verantwortlich gemacht.

Glauben Sie, dass es Ihnen schwer fällt, einmal eine oder sogar zwei Wochen ganz auf Süßigkeiten zu verzichten? Probieren Sie es aus!

Info

Im Gegensatz zu den komplexen Kohlenhydraten, die in Obst, Gemüse, Brot und vielen anderen Lebensmitteln natürlicherweise vorkommen, ist weißer Zucker ein reines Industrieprodukt. Dass Zucker schlecht für die Zähne ist, steht außer Frage. Inwiefern weißer Zucker jedoch als Vitamin-B-Räuber Stoffwechselprobleme verursacht und an der Entstehung von Erkrankungen wie Allergien, Akne und Hyperaktivität bei Kindern beteiligt ist, darüber streiten sich die Geister – sowohl die der Experten als auch die der Verbraucher. Fest steht, dass Zucker viele leere Kalorien liefert, denn er enthält weder lebenswichtige Mineralstoffe noch Vitamine oder andere Vitalstoffe. Süßigkeiten enthalten aber meist nicht nur Zucker, sondern auch jede Menge Fett und sind somit die reinsten Kalorienbomben.

So geht's

Wie bei vielen anderen Dingen ist auch der Konsum von süßen Leckereien vor allem eine Sache der Gewohnheit und je mehr Sie davon essen, desto mehr verlangt Ihr Körper immer wieder danach. Durchbrechen Sie diesen Teufelskreis und greifen Sie stattdessen zu Obst oder Trockenfrüchten. Damit entlasten Sie Ihren Körper von schädlichen Substanzen und verhindern überflüssige Fetteinlagerungen.

2. Regel: Trinken nicht vergessen!

Mit Dinner-Cancelling erzielen Sie nur dann gute Erfolge, wenn Sie dabei viel trinken. Vor allem nach 17 Uhr, aber auch schon während des ganzen Tages sollten Sie genügend Flüssigkeit zu sich nehmen. An Dinner-Cancelling-Tagen dürfen das ruhig rund drei Liter sein. Und falls Sie Sport treiben und viel schwitzen, sollte die Menge noch etwas höher liegen.

Achtung!

> Je älter Sie sind, desto wichtiger ist es, darauf zu achten, dass Sie genug trinken. Mit zunehmendem Alter trocknet der Körper nämlich schneller aus als in jungen Jahren.

Wenn Sie viel trinken, spülen Sie Ihren ganzen Körper gründlich durch und helfen Ihren Organen, schädliche Schlacken auszuschwemmen. Fastenärzte betonen, dass bei Fastenkuren prinzipiell viel Flüssigkeit aufgenommen werden sollte, denn sonst kann es leicht zu Kopfschmerzen, Abgeschlagenheit und Stimmungstiefs kommen. Und da auch Dinner-Cancelling eine Form des Fastens ist, gilt: Trinken Sie lieber zu viel als zu wenig.

Info

Trinken regt die Entgiftung über Darm, Nieren und Haut an. Doch darüber hinaus ist es auch ein guter Trick, um Hungergefühle zu vermeiden. Es genügt schon, ein großes Glas Wasser zu trinken: Durch die Dehnung des Magens wird das Gehirn getäuscht und sendet deutlich weniger Hungerimpulse aus.

So geht's

- Trinken Sie nicht zu große Mengen auf einmal, sondern verteilen Sie die Flüssigkeitsaufnahme möglichst gleichmäßig über den Tag. Trinken Sie nicht erst nach 17 Uhr, sondern schon ab morgens – am besten alle zwei bis drei Stunden je ein großes Glas Wasser oder Tee.
- Meiden Sie sehr kalte oder heiße Getränke und trinken Sie langsam und in kleinen Schlucken.
- Besonders wichtig ist es natürlich, darauf zu achten, was Sie trinken. Alkohol sollte es auf keinen Fall sein – der enthält viele leere Kalorien und ebenso wie Kaffee entzieht er dem Körper Flüssigkeit. Wenn Sie Kaffee oder Wein trinken, sollten Sie daher immer ein Glas Wasser dazu trinken. Neben Kaffee und Alkohol sollten auch Erfrischungsgetränke gemieden werden. Limonaden und Cola-artige Getränke enthalten überdurchschnittlich viel Zucker. Ein Liter davon hat über 400 Kalorien.

Und das sollten Sie trinken!

Kaffee, Alkohol und koffeinhaltige Limonaden oder »Energydrinks« regen die Nierentätigkeit an und trocknen den Körper selbst dann aus, wenn Sie große Mengen davon trinken. Die meisten Getränke aus dem Supermarkt enthalten entweder viel Koffein oder viel Zucker, also Substanzen, die Ihren Körper eher be- als entlasten. Wie aber lautet die Alternative? Ganz einfach: Wasser!

Tipp

Wasser ist für uns so alltäglich, dass wir uns über seinen Wert für unseren Körper und unsere Gesundheit oft nicht mehr bewusst sind. Und doch: Wasser ist das beste Getränk, wenn es darum geht, die Entgiftung zu unterstützen und das Bindegewebe fit zu halten. Wasser sollte daher an Dinner-Cancelling-Tagen immer greifbar sein.

chtung!

Ein schönes Glas, das Sie gerne in die Hand nehmen, erhöht die Trinkmotivation. Füllen Sie es mit klarem, frischem Wasser und achten Sie darauf, dass es immer in Ihrer Nähe steht. Mit der Zeit werden Sie so ganz von selbst genug Flüssigkeit zu sich nehmen.

Neben Wasser gibt es noch zwei weitere wichtige Wellness-Drinks, die die Dinner-Cancelling-Wirkungen wunderbar unterstützen: Molke und Lapachotee. Beide Getränke enthalten viele Vitamine und Mineralstoffe und kaum beziehungsweise gar keine Kalorien. Sowohl Molke als auch Lapachotee sind so empfehlenswert, weil sie den Fettabbau unterstützen, wertvolle Biostoffe liefern und ein bewährtes Mittel gegen Hungergefühle sind.

Abgesehen von diesen sehr empfehlenswerten Getränken können Sie nach Belieben auch Früchte- oder Kräutertees trinken.

Achtung!

Säfte sind mit Vorsicht zu genießen: Ein Liter Orangen- oder Apfelsaft enthält bis zu 500 Kalorien.

Säfte werden von vielen Menschen nicht gut vertragen, da sie die Magenschleimhaut angreifen. Falls Sie jedoch ein ausgesprochener Saft-Fan sind, sollten Sie die Säfte zumindest mit Mineralwasser mischen. Zum Abnehmen und Entschlacken eignen sich Saftschorlen umso besser, je mehr Wasser und je weniger Saft im Glas ist.

Wasser – der große Reinemacher

Da unser Körper zu rund 60 Prozent aus Wasser besteht, ist es kein Wunder, dass wir nur wenige Tage ohne Wasser überleben können. Wassertrinken unterstützt jede Diät optimal. Wasserkuren waren schon bei den Ärzten der Antike beliebt. Und nicht umsonst wird klassisches Fasten heute immer noch als »Wasserfasten« bezeichnet.

Info

Wer viel Wasser trinkt, trägt dazu bei, dass die Nieren gut durchgespült und wichtige Nährstoffe aus der Nahrung gelöst werden und über das Blut zu den Körperzellen gelangen. Einige Gläser Wasser am Tag zu trinken – das hat sich auch bewährt, um das Darmkrebsrisiko deutlich zu senken und seinen Körper gründlich zu entschlacken. Aber Wasser hat noch einen weiteren wichtigen Vorteil – es enthält nicht eine einzige Kalorie!

Tipp

Ob Sie lieber Mineral-, Quell- oder Leitungswasser trinken, spielt beim Dinner-Cancelling keine Rolle. Die Qualität des Leitungswassers ist bei uns im Allgemeinen immer noch sehr gut. Doch auch Mineralwasser ist wertvoll, da es viele wichtige Mineralien enthält. Bei der Auswahl gilt vor allem: Es sollte schmecken.

Jedes im Handel angebotene Wasser setzt sich etwas anders zusammen – Abwechslung bewahrt Sie davor, allzu einseitig zu werden. Ob Sie Kohlensäure mögen oder nicht, ist eher Geschmackssache. Grundsätzlich sind Mineralwassersorten umso bekömmlicher, je weniger Kohlensäure sie enthalten. Aber wenn Sie nicht empfindlich sind, darf es ruhig auch kräftig sprudeln.

Achtung!

Wichtig ist, darauf zu achten, dass die Temperatur stimmt. Eisgekühlte Getränke reizen die Schleimhäute – am besten trinken Sie Wasser daher bei Zimmertemperatur oder nur leicht gekühlt.

Molke – das klassische Entschlackungsgetränk

Ebenso wie Wasser gehört auch Molke zu den traditionellen Diät- und Kurgetränken. Molke-Trinkkuren wurden im antiken Griechenland schon von Hippokrates und später auch von Ärzten im Mittelalter empfohlen, um den Körper zu entgiften. Und nicht umsonst ist Molke auch heute noch absolut im Trend.

Molke entsteht als »Abfallprodukt« bei der Quarkherstellung. Doch als Abfall kann man die wertvolle Molke ganz und gar nicht bezeichnen – eigentlich ist sie das Serum der Milch und ebenso wie diese enthält sie viele wichtige Nährstoffe, dafür aber kaum Fett.

Tipp

Molke fördert die Entschlackung und lässt Fettpölsterchen schnell verschwinden. Darüber hinaus stillt Molke den Hunger und spendet viel Energie, da sie den Körper mit wichtigen Biostoffen versorgt.

Info

Molke besteht zu 94 Prozent aus Wasser. Im Gegensatz zu Milch enthält sie kaum Fett (ein Liter Milch enthält 35 Gramm, ein Liter Molke nur vier Gramm Fett) und liefert kein Cholesterin. Ein Liter Molke hat gerade mal 200 Kalorien. Sie können daher jede Menge davon trinken, ohne zuzunehmen.

- Molke enthält vor allem die rechtsdrehende Milchsäure L(+), die vom Körper besonders gut verarbeitet werden kann und Ihre Darmflora schützt.
- Molke versorgt Sie mit vielen wertvollen Mineralstoffen. Sie enthält besonders viel Kalium, Phosphor und Kalzium. Auch an Vitaminen mangelt es nicht: Molke ist ein guter Vitamin B1- und B2-Lieferant. Zudem enthält Molke die wertvolle Orotsäure – eine Substanz, die Herz, Leber und Darm schützt.
- Nicht zuletzt weist Molke zwei lebenswichtige Eiweißbausteine auf: Albumin und Globulin. Diese Proteine – aus denen das Blutplasma zum großen Teil besteht – schützen die Zellen, indem sie Freie Radikale abfangen.

Unverarbeitet schmeckt Molke ähnlich wie Buttermilch recht säuerlich. Wer den Geschmack verfeinern möchte, kann in Apotheken, Drogerien und Reformhäusern nach Fruchtmolke fragen, die etwas süßer schmeckt. Auch können Sie reine, frische Molke mit einem Schuss Ahornsirup süßen. Eine weitere Alternative: Instant-Molke. Dieses Molke-Pulver wird mit kaltem Wasser vermischt und ist lange haltbar. Wenn Sie Molke zum Abspecken einsetzen wollen, sollten Sie nach »Diät-Molke« fragen und sich erkundigen, wie viel Kalorien die Produkte enthalten. Pro Liter sollten es nicht viel mehr als 250 Kalorien sein.

Lapachotee – der Powerdrink aus dem Regenwald

Die südamerikanische Lapachorinde wurde schon von den Inkas als Heilmittel gegen viele Krankheiten verwendet. Auch heute gilt Lapachotee im Regenwald noch als Allheilmittel – und aktuelle wissenschaftliche Untersuchungen belegen, dass Lapacho das Immunsystem stärkt, rheumatische Beschwerden lindert und gegen Allergien und Hauterkrankungen eingesetzt werden kann.

Lapacho-Trinkkuren werden in Amerika immer beliebter, denn es hat sich gezeigt, dass der Rindentee den Stoffwechsel aktiviert und als Fatburner beim Abspecken hilft. Diese Effekte unterstützen den Wirkmechanismus des Dinner-Cancelling entscheidend und tragen mit dazu bei, dass Sie Ihre Ziele erreichen.

Info

Lapachotee wird aus der Rinde eines tropischen Baumes (Tabebuia avellanedae) gewonnen. Inzwischen ist der Tee bei uns in allen Teegeschäften, in Reformhäusern, Bioläden und teilweise auch in Drogerien erhältlich.
Lapachotee unterstützt die entgiftenden Wirkungen des Dinner-Cancelling auf hervorragende Weise. US-amerikanische Forscher haben festgestellt, dass Lapacho die Darmreinigung sanft aktiviert und die Blutqualität verbessert. Neben dem Inhaltsstoff »Lapachol«, der für viele Heilwirkungen verantwortlich gemacht wird, enthält Lapachotee eine beeindruckend bunte Mischung an verschiedensten Mineralstoffen und Spurenelementen.
Lapachotee wird seinem Ruf als »natürlicher Mineraldrink« durchaus gerecht. Unter anderem enthält die Lapachorinde

- Magnesium
- Eisen
- Jod
- Zink
- Silizium
- Mangan
- Kalzium
- Kalium
- Selen

So geht's

Die Zubereitung: Auf den richtigen Kniff kommt es an

Die einfachste Art, zu einer Tasse Lapachotee zu kommen, besteht darin, einen Teebeutel zu benutzen. Der rotbraune Tee aus dem Regenwald wird immer häufiger in Teebeutel-Form angeboten – und für zwischendurch ist nichts dagegen einzuwenden.

Damit sich die bioaktiven Substanzen des Lapachotees optimal entfalten können, ist die klassische südamerikanische Weise, ihn zuzubereiten, allerdings die beste. Da Lapacho relativ lange gekocht werden muss, lohnt es sich, gleich etwas mehr zuzubereiten und den Tee dann in einer Thermoskanne aufzubewahren. Für einen halben Liter benötigen Sie einen gestrichenen Esslöffel getrocknete Lapachorinde. Kochen Sie das Wasser in einem Topf auf und fügen Sie erst dann die Rinde hinzu. Lassen Sie alles noch einmal kurz aufkochen, reduzieren Sie die Hitze und lassen Sie den Tee mit geschlossenem Deckel etwa fünf Minuten leicht köcheln.

Nehmen Sie den Topf dann von der Platte und lassen Sie den Tee zugedeckt noch etwa 15 Minuten ziehen, bevor Sie ihn abseihen und in die Thermoskanne füllen.

Der leicht vanilleartige und etwas erdige Geschmack macht Lapachotee zu einem wohlschmeckenden Getränk. Da Lapacho weder Kalorien noch Koffein enthält, ist er der Gesundheit besonders zuträglich. Und wenn Sie es gerne etwas süßer mögen, ist das kein Problem, denn mit einem Teelöffel Honig pro Tasse schmeckt Lapachotee besonders gut. Dabei passt Honig nicht nur geschmacklich sehr gut zum würzigen Lapachoaroma, sondern enthält viele wichtige Vitamine, Mineralstoffe, Enzyme und Aminosäuren. Allerdings gilt das nur für naturbelassenen, kalt geschleuderten Honig, weshalb Sie beim Einkauf auf Qualität achten sollten.

chtung!

Auch beim Lapachotee gilt: Auf die richtige Menge kommt es an!
Zwar sollten Sie an Dinner-Cancelling-Tagen viel trinken, doch zum größten Teil sollten Sie dazu auf Wasser zurückgreifen. Da Lapachotee nicht zuletzt auch ein Heiltee ist, ist es wichtig, auf die richtige Dosis zu achten – und die liegt bei einem halben bis einem Liter Lapachotee pro Tag. Zusammen mit Wasser und Molke kommen Sie dann ganz leicht auf die benötigten drei Liter Flüssigkeit.

3. Regel: Das Low-Fat-Prinzip

Wenn Sie Dinner-Cancelling vor allem einsetzen möchten, um störende Pfunde loszuwerden, gratuliere ich Ihnen: Sie haben eine effektive und sanfte Diätform gefunden – die Erfolge werden sich ganz von selbst einstellen, wenn Sie Ihr Abendessen mehrmals in der Woche ausfallen lassen.

Für alle, die es mit dem Abnehmen besonders eilig haben, ist es wichtig, Abkürzungsmöglichkeiten auf dem Weg zum Ziel zu kennen. Um möglichst schnelle Erfolge zu erzielen, sollten Sie Dinner-Cancelling mit dem Low-Fat-Prinzip kombinieren. Die Grundsätze des Low-Fat-Prinzips waren noch nie so wichtig wie heute, wo wir im Gegensatz zu früheren Generationen im Allgemeinen sehr viel mehr Fett essen und die Folgen davon direkt auf der Waage sehen.

Achtung!

Wenn Sie die Leichtigkeit des Seins am eigenen Körper erleben wollen, müssen Sie leichte Kost zu sich nehmen – und das heißt vor allem: Verzichten Sie so oft wie möglich auf fetthaltige Speisen!

Ein Gramm Fett liefert doppelt so viele Kalorien wie die gleiche Menge Kohlenhydrate oder Eiweiß. Ernährungswissenschaftler sind sich einig: Fett ist der Dickmacher Nummer eins, denn kein anderer Nährstoff führt so schnell zu Übergewicht.

Eine einzige fettreiche Mahlzeit mit Pommes frites, Schweinefleisch, Mayonnaise und einem Dessert liefert oft schon mehr Kalorien, als wir den ganzen Tag über zu uns nehmen sollten. Die bewusste Reduzierung der täglichen »Fettration« ist einer der schnellsten und effektivsten Wege, sein Wunschgewicht zu erreichen.

Info

Mit der Kombination von Dinner-Cancelling und Low-Fat-Prinzip erzielen Sie schnelle Resultate – diese beiden Methoden bilden ein starkes Team, wenn es darum geht, effektiv und dauerhaft abzunehmen.

So kriegen Sie Ihr Fett weg

Es ist ganz leicht, die Low-Fat-Strategie in die Praxis umzusetzen.

So geht's

Wenn Sie einige Tipps befolgen und einige kleine Geheimnisse kennen, können Sie Ihren Fettkonsum spielend einschränken:

1. Stellen Sie Ihre Nahrung richtig zusammen. Ernährungsexperten empfehlen einen Anteil von 65 Prozent Kohlenhydrate, 25 Prozent Protein (Eiweiß) und nur zehn Prozent Fett. Die durchschnittliche Ernährung der US-Bürger enthält rund 50 Pro-

zent Fett, und bei uns sieht es leider nicht sehr viel besser aus.

2. Essen Sie möglichst oft Kohlenhydrate in Form von Obst, Gemüse, Reis, Nudeln, Vollkornprodukten, Kartoffeln und Hülsenfrüchten. Auf diese Weise führen Sie Ihrem Körper schnell Energie zu und Sie vermeiden unnötige Fettportionen.
3. Wählen Sie leichte Nahrungsmittel – gerade bei Fleisch und Fleischprodukten gibt es große Unterschiede. Mageres Fleisch wie Pute enthält wesentlich weniger Fett als Schweinefleisch. Und eine fettreiche Leberwurst kann schnell doppelt so viele Kalorien enthalten wie eine fettarme Geflügelwurst.
4. Fett ist nicht gleich Fett. Seien Sie vor allem bei tierischen Fetten vorsichtig. Pflanzenöle wie Oliven-, Traubenkern-, Sonnenblumen- oder Distelöl sind sehr wertvolle Nahrungsmittel. Vor allem kaltgepresste Öle enthalten jede Menge Powerstoffe, wie zum Beispiel Vitamin E, das vor Freien Radikalen schützt. Dennoch – auch pflanzliche Öle sollten wohl dosiert sein.
5. Achten Sie schon beim Kochen auf eine fettarme Zubereitung: Garen Sie Ihre Speisen mit wenig Fett – beim Dämpfen können Sie sogar ganz auf Fette verzichten. Frittieren und panieren Sie so selten wie möglich. Selbst harmloses Gemüse kann durch die falsche Zubereitungsart schnell zum Dickmacher werden.

6. Die meisten Soßen haben es in sich. Nicht nur die gute alte Mayonnaise, auch die meisten Dressings, die nicht ausdrücklich für Diätzwecke hergestellt wurden, enthalten schlichtweg zu viel Fett. Achten Sie beim Einkauf immer auf das Etikett.
7. Bei Joghurt, Quark, Käse, Milch & Co gilt: Entscheiden Sie sich immer für die leichtere Variante. In jedem Supermarkt gibt es auch für figurbewusste Kunden eine große Palette an entsprechenden Produkten.
8. Dass Süßigkeiten dick machen, weiß jeder. Gerade Torten, Pudding, Schokolade, Tiramisu und ähnliche Leckereien sind leider absolute Schlankheitskiller. Da Sie durch Dinner-Cancelling viele Kalorien einsparen, können Sie sich ruhig einmal kleine Sünden gönnen – doch die Tafel Schokolade sollte dabei nie die Kontrolle über Sie haben, sondern umgekehrt.
9. Auch salzige Knabbereien wie Chips, Erdnussflocken oder Erdnüsse lassen Sie schnell in die Breite gehen. Besonders gefährlich ist es, beim abendlichen Fernsehen in die Chipstüte zu greifen. Dabei merken Sie nämlich nicht einmal, wie viel Sie essen. Doch glücklicherweise sind derlei Abendsünden bei Dinner-Cancelling ohnehin kein Thema.

Je besser Sie darüber informiert sind, was Sie eigentlich essen, desto leichter fällt es Ihnen, bei Ihrer Ernährung die Regie zu übernehmen. Es ist sehr interessant, beim Einkaufen immer wieder einmal einen Blick auf die Nährstoffangaben verschiedenster Nahrungsmittel zu werfen. Sicher werden Sie dabei manches Mal ins Staunen kommen. Mit der Zeit bekommen Sie aber ein gutes Gespür dafür, wo Fette lauern. Einen schnellen Überblick können Sie sich anhand der folgenden Tabellen verschaffen.

Vorsicht Dickmacher!

Die folgenden Nahrungsmittel (von A bis Z) enthalten viel Fett. Meiden Sie sie ganz oder dosieren Sie sehr sparsam:

Nahrungsmittel	Fettgehalt pro 100 Gramm	Nahrungsmittel	Fettgehalt pro 100 Gramm	Nahrungsmittel	Fettgehalt pro 100 Gramm
Aal, geräuchert	29 g	Chester, 50% Fett i.Tr.	32 g	Frühstücksfleisch	14 g
Avocado	24 g	Chips	32 g	Gans, mit Haut	34 g
Bierschinken	38,5 g	Crème fraîche	30 g	Gänseschmalz	100 g
Blätterteiggebäck	26 g	Doppelkeks, schokogefüllt	15 g	Geflügelwurst	18 g
Blauschimmelkäse, 50%	30 g	Doppelrahmfrischkäse, 60% F.i.Tr.	32 g	Gelbwurst	33 g
Blutwurst	25 g	Dosenwürstchen, Brühwürste	20 g	Gorgonzola	32 g
Brathähnchen	29 g	Edamer, 40% Fett i.Tr.	23 g	Göttinger, Blasenwurst	35 g
Brie, 45% Fett i.Tr.	22 g	Edelpilzkäse, 50% Fett i.Tr.	30 g	Gouda, 45% Fett i.Tr.	26 g
Brie, 50% Fett i.Tr.	28 g	Emmentaler, 45% Fett i.Tr.	30 g	Gruyére	32 g
Brühwürstchen	19 g	Ente, mit Haut	43 g	Halbfettmargarine	40 g
Bündner Fleisch	43 g	Erdnussbutter	54 g	Hammelfleisch	25 g
Butter	83 g	Erdnüsse, geröstet und gesalzen	53 g	Haselnüsse	62 g
Butterkäse, 30% Fett i.Tr.	15 g	Erdnussflips	35 g	Hering	18 g
Butterkäse, 50% Fett i.Tr.	29 g	Fleischkäse, gebraten	40 g	Heringsfilet in Tomatensauce	15 g
Camembert, 30% Fett i.Tr.	14 g	Fleischkäse, Stuttgarter Art	22 g	Heringsstipp	27 g
Camembert, 45% Fett i.Tr.	22 g	Fleischwurst	27 g	Jagdwurst	16 g
Camembert, 60% Fett i.Tr.	34 g	Frankfurter Würstchen	24 g	Kalbsbratwurst	25 g
Cashewkerne	42 g	Frischkäse, 50% Fett i.Tr.	24 g	Kalbskäse	30 g
Cervelatwurst	43 g	Frischkäse, 60–85% Fett i.Tr.	32 g	Kartoffelchips	40 g

Nahrungsmittel	Fettgehalt pro 100 Gramm	Nahrungsmittel	Fettgehalt pro 100 Gramm	Nahrungsmittel	Fettgehalt pro 100 Gramm
Kartoffelkroketten (Tiefkühlware)	18 g	Milchschokolade mit Nuss	36 g	Schafskäse, 40% Fett i.Tr.	16 g
Kartoffelpuffer (Tiefkühlware)	19 g	Mohnkuchen	18 g	Schinken, geräuchert	16 g
Kartoffelsalat mit Mayonnaise	24 g	Mortadella	33 g	Schlagsahne, 30%	32 g
Käsegebäck	32 g	Mozzarella	20 g	Schmelzkäse, 30% Fett i.Tr.	14 g
Käsekuchen	16 g	Münsterkäse, 45% Fett i.Tr.	23 g	Schmelzkäse, 45% Fett i.Tr.	24 g
Kasseler Aufschnitt	18 g	Mürbeteiggebäck	25 g	Schokolade, Milchschokolade	32 g
Kasseler, Schweinefleisch	17 g	Müsliriegel	19 g	Scholle, paniert	20 g
Kekse, gemischt	16 g	Nougat	21 g	Schweinekotelett, paniert	14 g
Knackwurst	34 g	Nürnberger Würstchen	23 g	Schweineschinken, gesalz., geräuch.	33 g
Kokosfett	99 g	Nussgebäck	28 g	Schweineschmalz	100 g
Kokosnuss	37 g	Nuss-Nougat-Creme	31 g	Schweinsbratwurst	32 g
Kräcker	14 g	Omelett	16 g	Schweizer Wurstsalat	26 g
Lachs	14 g	Parmesan	26 g	Sesamsamen	58 g
Lachsschinken	20 g	Pistazien, geröstet und gesalzen	50 g	Sonnenblumenkerne	49 g
Lammkeule	19 g	Plockwurst	45 g	Speck, durchwachsen, Wammerl	65 g
Leberkäse	30 g	Pommes frites (aus der Friteuse)	13 g	Spiegelei	18 g
Leberpastete, Brühwurstart	29 g	Quarkkuchen, Ölteig	17 g	Sülze	17 g
Leberwurst, fein	34 g	Raclettekäse, 48% Fett i.Tr.	28 g	Teewurst	33 g
Leberwurst, grob	29 g	Regensburger	21 g	Thousand-Islands-Sauce	26 g
Limburger, 40% Fett i.Tr.	20 g	Rindersteak mit Kräuterbutter	27 g	Thunfisch	16 g
Lyoner	29 g	Romadur, 30% Fett i.Tr.	14 g	Tilsiter, 45% Fett i.Tr.	28 g
Macadamianüsse	78 g	Roquefort, 52% Fett i.Tr.	31 g	Tintenfisch, paniert	26 g
Makrele, geräuchert	16 g	Rührei	14 g	Waffelmischung	29 g
Mandelgebäck	28 g	Sahne, Schlags. mind. 30% F.i.Tr.	32 g	Walnusskerne	63 g
Mandeln	20 g	Sahneeis	27 g	Weihnachtsstollen	20 g
Margarine	80 g	Sahnetorte	21 g	Weiße Schokolade	31 g
Marzipan	25 g	Salami, deutsche	33 g	Weißwurst, Münchner Weißwurst	27 g
Mayonnaise	55 g	Salami, italienische	36 g	Wiener Würstchen	24 g
Mettwurst, Braunschweiger Mettw.	45 g	Salatmayonnaise	51 g	Zartbitterschokolade	34 g
Mettwurst, streichfähig	37 g	Sauce Bearnaise	42 g	Ziegenkäse	22 g
Milchschokolade	32 g	Sauerrahm (Schmand)	24 g		

Grünes Licht für Schlankmacher

Die folgenden Nahrungsmittel (von A bis Z) enthalten kaum Fett – hier können Sie bedenkenlos zugreifen:

Nahrungsmittel	Fettgehalt pro 100 Gramm	Nahrungsmittel	Fettgehalt pro 100 Gramm	Nahrungsmittel	Fettgehalt pro 100 Gramm
Ananas	0,2 g	Joghurt, mager	0,1 g	Rindergulasch mit Sauce	5 g
Apfel	0,4 g	Joghurteis	3 g	Rinderhack	9 g
Apfelsaftschorle	0,0 g	Kabeljau	0,4 g	Roggenvollkornbrot	1 g
Aprikose	0,1 g	Kalbfleisch, mager	0,8 g	Rosenkohl	0,3 g
Aprikose, getrocknet	0,5 g	Kartoffelklöße	1 g	Rotbarsch	4 g
Aubergine	0,2 g	Kartoffelsalat	5 g	Rotkohl	0,2 g
Austernpilze	0,4 g	Kirsche, sauer	0,5 g	Salzkartoffeln	0,3 g
Banane	0,2 g	Kirsche, süß	0,3 g	Salzstangen	0,5 g
Bierschinken	12 g	Kiwi	0,6 g	Sauerkraut	0,2 g
Blumenkohl	0,3 g	Kochkäse, 20%	6 g	Saure Sahne	10 g
Bohnen, grün	0,2 g	Kohlrabi	0,1 g	Schellfisch	0,1 g
Buttermilch	0,5 g	Krabben	2 g	Schichtkäse, 10%	2 g
Cappuccino	0,4 g	Kürbis	0,1 g	Scholle	0,8 g
Champignons	0,3 g	Languste	1 g	Schweinefilet	2 g
Cornflakes	0,6 g	Magerquark	0,2 g	Seelachs	0,8 g
Datteln, getrocknet	0,5 g	Mandarine	0,3 g	Seezunge	1 g
Dickmilch	3 g	Mango	0,5 g	Sesambrötchen	3 g
Eiernudeln, gekocht	1 g	Miesmuscheln	1 g	Sojasauce	0,6 g
Endiviensalat	0,2 g	Milch, 1,5%	1,5 g	Sojasprossen	1 g
Erbsen, grün	0,5 g	Milch, 3,5%	4 g	Spargel	0,4 g
Erdbeere	0,4 g	Milchspeiseeis	4 g	Spinat	0,3 g
Feigen, getrocknet	1 g	Möhren	0,5 g	Steinbeißer	3 g
Feldsalat	0,4 g	Multivitaminnektar	0,1 g	Steinbutt	2 g
Forelle	3 g	Müslikekse	5 g	Tatar	3 g
Früchtequark, mager	0,2 g	Müslimischung	9 g	Tintenfisch	9 g
Fruchtjoghurt	3 g	Naturreis, gekocht	0,8 g	Toastbrot	4 g
Fruchtjoghurt, mager	0,1 g	Nudelsalat (ohne Mayonnaise)	4 g	Tofu	4 g
Gemüsesaft	0,1 g	Ofenkartoffel mit Butter	8 g	Tomaten	0,2 g
Grapefruit	0,1 g	Orangensaft	0,2 g	Tomatensaft	0,1 g
Grünkohl	0,9 g	Paprika, rot	0,4 g	Vollkornbrötchen	2 g
Gurke	0,1 g	Pfifferlinge	0,5 g	Vollkornnudeln, gekocht	2 g
Haferflocken	7 g	Pfirsich	0,1 g	Vollkorntoast	3 g
Hähnchenbrust	1 g	Pflaume	0,2 g	Weintrauben, weiß	0,3 g
Harzer Käse, 10%	0,7 g	Putenbrust	1 g	Weißkohl	0,2 g
Heringsfilet in saurer Sahne	5 g	Radicchio	0,2 g	Weizenkleie	5 g
Honig	0,0 g	Radieschen	0,1 g	Weizenmischbrot	1 g
Hummer	2 g	Rehrücken	4 g	Wildschwein	4 g
Hüttenkäse, 10%	3 g	Reissalat	5 g	Zander	0,7 g
Joghurt, fettarm	1,5 g	Rinderfilet	4 g	Zucchini	0,4 g

Die wirkungsvollsten Fatburner von A bis Z

Fatburner sind bioaktive Substanzen in der Nahrung, die den Stoffwechsel beeinflussen und die Fettverbrennung auf direktem oder indirektem Weg aktivieren. Inzwischen haben Wissenschaftler in unseren Nahrungsmitteln viele Fatburner entdeckt – dazu gehören komplexe Kohlenhydrate ebenso wie Carnitin, Glukagon, Cholin, Taurin aber auch Vitamin C, Magnesium und Jod. Fatburner stecken in ganz alltäglichen Lebensmitteln. Folgende Liste gibt Ihnen einen schnellen Überblick über die Nahrungsmittel, die am meisten Fatburner enthalten.

Algen	Kabeljau	Pilze
Ananas	Kartoffeln	Putenbrust
Äpfel	Kefir	Quark (Magerstufe)
Artischocken	Kiwis	Rapsöl
Austern	Kopfsalat	Rindfleisch (magere Teile)
Birnen	Krabben	Roggenvollkornbrot
Blumenkohl	Kürbis	Rosenkohl
Brokkoli	Lammfleisch (magere Teile)	Rotwein
Buttermilch	Lapachotee	Sauerkirschen
Calamares (Tintenfisch)	Lauch	Scampi
Eigelb	Linsen	Sojaprodukte
Erbsen	Mangos	Sojasprossen
Feigen (getrocknet)	Meeresfrüchte	Spinat
Fenchel	Milch (Magermilch)	Stachelbeeren
Forelle	Miso (Sojapaste)	Tomaten
Garnelen	Molke	Trauben
Gemüsesäfte	Muscheln	Weiße Bohnen
Getreide	Naturreis	Weizenvollkornbrot
Grapefruit	Obstsäfte	Zitronen
Harzer Käse	Olivenöl	Zucchini
Hüttenkäse	Orangen	Zwiebeln
Jodiertes Salz	Papayas	
Joghurt (Magerstufe)	Paprika	

4. Regel: Powerstoffe – auf das richtige Essen kommt es an!

Dass Sie an Dinner-Cancelling-Tagen nach 17 Uhr nichts mehr essen, heißt auch, dass Sie vor 17 Uhr noch viele Möglichkeiten haben, etwas zu essen: Sie können frühstücken, zu Mittag essen und zwischendurch kleine Snacks zu sich nehmen. Ein »17-Uhr-Snack« hilft Ihnen, den restlichen Abend ohne größere Hungergefühle zu überstehen.

Doch egal, ob Frühstück, Mittagessen oder Zwischenmahlzeit – wichtig ist, dass Sie das Richtige essen. Die vierte Regel der Dinner-Cancelling-Strategie lautet daher: Nehmen Sie beim Essen möglichst viele Powerstoffe auf. Nur so werden Sie sich körperlich fit und seelisch ausgeglichen fühlen.

Tipp

Fastfood, Süßigkeiten, Alkohol und Konserven enthalten viele leere Kalorien, die Ihren Körper belasten. Künstliche Zusätze tragen dazu bei, dass Ihr Bindegewebe früher oder später »verschlackt«. Falsche Ernährung gefährdet aber nicht nur Ihre Gesundheit – sie kann auch Stimmungstiefs, Erschöpfung und Gereiztheit auslösen.

Info

Die Dinner-Cancelling-Strategie ist eine »Wohlfühl-Methode«. Und wohl fühlen können Sie sich nur, wenn Sie sich beim Essen immer wieder bewusst für das entscheiden, was Ihr Wohlbefinden fördert.
Treffen Sie die bessere Entscheidung zum Beispiel

- für Frischkost und nicht für Dosenkost,
- für Obst statt für Schokolade,
- für Honig und nicht für Zucker,
- für Fisch mit Reis statt für deftige Fleischgerichte mit Pommes,
- für ein Müsli zum Frühstück statt für Croissants und Käse-Schinken-Toasts und
- für einen Joghurt statt für eine Sachertorte.

Welche Powerstoffe gibt es?

Zum einen gehören dazu lebensnotwendige Vitamine, Mineralstoffe und Spurenelemente, denn sie braucht unser Körper, damit er funktionieren kann. Ihren Vitamin- und Mineralienbedarf können Sie beispielsweise über Gemüse, Obst, Milchprodukte, Fisch, Nüsse, Hülsenfrüchte, Getreide und Pflanzenöle decken.

Neben Vitaminen und Mineralstoffen gehören auch die »sekundären Pflanzenstoffe« zu den Substanzen, die Ihnen neue Energie schenken und Ihre Gesundheit schützen. Wie der Name schon vermuten lässt, stecken sekundäre Pflanzenstoffe ausschließlich in pflanzlicher Nahrung. Zu ihnen gehören Carotinoide, Flavonoide, Polyphenole, Saponine und viele mehr. Die pflanzlichen Powerstoffe haben zum Teil erstaunliche Heilwirkungen, die von Forschern erst nach und nach entdeckt werden. Einige können Entzündungen hemmen, andere den Blutdruck senken, die Abwehr stärken oder sogar das Wachstum von Tumoren hemmen.

Tipp

Die beste Möglichkeit, sich mit diesen bioaktiven Substanzen zu versorgen, besteht darin, viel pflanzliche Nahrung zu sich zu nehmen – dazu gehören nicht nur Salate, Gemüsegerichte und Obst, sondern beispielsweise auch Getreide, Hülsenfrüchte oder Sprossen.

Vitamine, Mineralstoffe und Co.

Eine vitamin- und mineralstoffreiche Ernährung schützt Ihre Gesundheit, aktiviert Ihre Lebensfreude und verbessert sogar Ihr Aussehen – denn wenn alle Zellen gut versorgt sind, wird man Ihnen das auch ansehen.

chtung!

Besonders wichtig sind Vitamine, Mineralstoffe und Spurenelemente für Menschen, die sich wenig bewegen, rauchen, regelmäßig Alkohol trinken und/oder unter Stress stehen. Auch Schwangere, Senioren und kranke Menschen brauchen eine ordentliche Zusatzportion Vitamine. Dennoch ist der Griff zur Vitamintablette nur in seltenen Fällen sinnvoll.

Viele Nahrungsmittel sind wahre Vitaminbomben. Wer dabei die geeigneten auswählt, kann seinen Bedarf ohne weiteres über die normale Ernährung decken. Was Vitamine und Mineralien alles können, welche von ihnen beispielsweise die Nerven stärken, Energie spenden oder die Haut schützen und in welchen Nahrungsmitteln die kleinen Helfer in Hülle und Fülle vorhanden sind – all das erfahren Sie in der folgenden Zusammenfassung.

Vitamin A (Retinol und Beta-Karotin)

Quellen: Für Retinol: Aal, Vollmilch, Eier, Fettfisch und insbesondere Leber, von der bereits ein kleines Stück den Bedarf mehrerer Wochen deckt.

Vitamin B1 (Thiamin)

Quellen: Erbsen, Kartoffeln, Weizenkeime, Hefe, Erdnüsse, Leber, Vollkornbrot, Sonnenblumenkerne

Vitamin B2 (Riboflavin)

Quellen: Milch, Milchprodukte, Fleisch, Krabben, Seefisch, Vollkornprodukte, Weizenkeime, Mandeln, Kürbiskerne

Niacin (Teil des Vitamin-B-Komplexes)

Quellen: Mageres Fleisch, Fisch, Eier, Getreide, Pilze, Artischocken, Spargel, Kartoffeln, Bierhefe, Nüsse

Pantothensäure (Teil des Vitamin-B-Komplexes)

Quellen: Getreide, Weizenkeime, Avocados, Leber, Datteln, getrocknete Aprikosen, Milchprodukte, Fleisch, Fisch, Hefe

Vitamin B6 (Pyridoxin)

Quellen: Vollkornprodukte, Truthahn, Fisch, grüne Bohnen, Weizenkeime, Walnüsse, Kartoffeln, Kohl, Hefe

Biotin (Vitamin H)

Quellen: Sojabohnen, Leber, Eigelb, Hafer, Nüsse, Pilze, Hefe

Folat (Folsäure)

Quellen: Weizenkeime, grüne Blattgemüse, Petersilie, Erdnüsse, Leber, Hülsenfrüchte

Vitamin B12 (Cobalamin)

Quellen: Algen, Fisch, Milch, Eier, Käse

Vitamin C (Ascorbinsäure)

Quellen: Zitrusfrüchte, grüne Blattgemüse, schwarze Johannisbeeren, Kiwi, Sanddorn, Tomaten, Erdbeeren

Vitamin E

Quellen: Nüsse, Samen, Olivenöl, Weizenkeime, Brokkoli, Avocados, grüne Blattgemüse

Calcium

Quellen: Milch, Joghurt, Hartkäse, Sardinen, Lachs, Tofu, Brokkoli, Spinat, Weißfisch, Brunnenkresse, Basilikum, Camembert, Estragon, Parmesan, Salbei

Eisen

Quellen: Leber, Wurstwaren, Wild, Weißfisch, Sardinen, Pflaumen, getrocknete Aprikosen, Tofu, grüne Blattgemüse

Kalium

Quellen: Trockenfrüchte, Bananen, Zitrusfrüchte, grüne Blattgemüse

Magnesium

Quellen: Weizenkeime, Vollkornprodukte, Nüsse, Samen, getrocknete Aprikosen, Shrimps, Milchprodukte, Fleisch, Tofu

Selen

Quellen: Paranüsse, Meeresfrüchte, Algen, Fleisch, Sonnenblumenkerne, Vollkornprodukte

Zink

Quellen: Austern, Muscheln, Kürbiskerne, mageres Fleisch, Nüsse, Bohnen, Joghurt, Hartkäse

Algen – eine wertvolle Nahrungsergänzung

Nahrungsergänzungsmittel erfreuen sich zunehmender Beliebtheit. Das Angebot an Vitamin- und Mineralstoffpräparaten ist schier unüberschaubar geworden. Es gibt kaum einen Stoff, der von der Pharmaindustrie nicht isoliert und in Tablettenform gepresst wird. Und während die Werbung uns suggeriert, dass wir um Leib und Leben fürchten müssen, wenn wir keine Vitamintabletten schlucken, warnen Ärzte und Gesundheitsexperten vor der unkontrollierten Einnahme.

Achtung!

Das Problem: Bei den meisten Präparaten handelt es sich um isolierte Stoffe. Inzwischen weiß man aber, dass diese durchaus gefährlich werden können. Wenn Sie regelmäßig Tomaten und Karotten essen, nehmen Sie beispielsweise ausreichend Carotin (Provitamin A) auf. Das Gute dabei: Sie schlucken nicht den isolierten Stoff, sondern nehmen den gesamten Wirkstoff-Komplex der Pflanzen, also alle Vitamine, Spurenelemente und sekundären Pflanzenstoffe zusammen auf. Die natürlichen Powerstoff-Cocktails in Obst, Gemüse & Co. wirken in harmonischer Weise zusammen und ergänzen sich gegenseitig. Nehmen wir hingegen einzelne Vitamine zu uns, fehlt dieser »synergetische Effekt«, also das Zusammenwirken der einzelnen Substanzen. Außerdem kommt es leichter zur Gefahr der Überdosierung. Inzwischen wissen wir, dass die Verabreichung isolierter Vitamine manchmal mehr Schaden als Nutzen anrichtet.

Wenn Sie sich ausgewogen ernähren und nicht gerade an einer schweren chronischen Krankheit leiden, können Sie Vitamintabletten getrost im Regal stehen lassen. Vertrauen Sie im Zweifelsfall immer auf die Natur und nicht auf die chemische Industrie.

Tipp

Wenn Sie mit Ihrer Nahrung zu wenig Vitalstoffe aufnehmen oder Sie eine Zusatzportion Powerstoffe brauchen, da Stress, Nikotin- und Alkoholgenuss Ihnen Kräfte rauben, gilt: Nehmen Sie nicht einzelne Vitamine oder Mineralstoffe ein, sondern kaufen Sie Präparate, die den ganzen Wirkstoff-Komplex der Pflanze enthalten.

Empfehlenswert sind Algenpräparate. Algen enthalten mehr Mineralstoffe, Vitamine und Spurenelemente als jedes andere Naturprodukt. Aus diesem Grund werden sie mit großem Erfolg in der Thalassotherapie, in der Naturkosmetik und zur Nahrungsergänzung eingesetzt.

Info

Algen sind Multitalente mit Tradition. Viele Kulturen schätzen Mikroalgen schon seit Urzeiten als Nahrungsmittel oder Nahrungsmittelzusatz und verwenden sie bis heute. Schon Azteken und Mayas ernteten das »grüne Gold« und ergänzten ihre Nahrung damit. Und in der chinesischen Medizin werden die eiweißreichen Meerespflanzen seit 3000 Jahren erfolgreich eingesetzt.

Tipp

Es gilt als gesichert, dass Algen das Immunsystem stärken, entzündungshemmend und antirheumatisch wirken. Die Pflanzen wirken nicht nur Thrombosen entgegen, sondern regulieren auch den Kreislauf, fördern die Verdauung und bringen durch ihren hohen Jodgehalt den Stoffwechsel in Schwung.

Japanerinnen, die täglich Braunalgen essen, haben auffallend selten Brustkrebs, was dem Algenwirkstoff Fucoidan zugeschrieben wird. Ihre hervorragende Eigenschaft, Schadstoffe im Darm zu binden, macht die kleinen Alleskönner zum idealen Helfer bei der Entgiftung und Entschlackung. Algen liefern zudem hochwertiges Eiweiß, ohne mit Cholesterin zu belasten.

Tipp

Der Konsum von Algenpräparaten ergänzt die Wirkungen des Dinner-Cancelling in bester Weise.

Die Kraft-Zwerge aus dem Meer eignen sind übrigens auch bestens für Schönheit und Pflege. Mit ihren Zuckerverbindungen speichern sie die Feuchtigkeit, wodurch die Haut straffer und glatter wird. Algenwirkstoffe schützen zudem vor schädlichen Umwelteinflüssen, und das reichlich enthaltene Vitamin A bringt die Zellerneuerung in Schwung. Ihre Fähigkeit, die Durchblutung und den Fettstoffwechsel zu beschleunigen sowie den Körper zu entschlacken und zu entwässern, machen Algen so zum idealen Verbündeten, wenn man sein Gewicht reduzieren möchte.

Folgende, gesundheitlich relevante Algenarten sind im Fachhandel erhältlich:

Fucus vesiculosus

Palmaria palmata (Dulse)

Chondrus Crispus

Undaria pinnatifida (Wakame)

Porphyra umbilicalis (Nori)
Nori ist besonders reich an Proteinen (bis zu 47 Prozent des Trockengewichts)

Chlorella vulgaris

Die blaugrüne Spirulina

Motivations- und Durchhaltestrategien

Nachdem Sie nun alles darüber wissen, wie Dinner-Cancelling Ihr Leben verändern kann und wie Sie diese einfache Methode in die Praxis umsetzen, möchte ich Ihnen noch einige Tipps rund um die Dinner-Cancelling-Strategie geben.

Es ist letztlich eine Frage der Motivation

Dinner-Cancelling lädt Sie dazu ein, einen neuen Schritt zu wagen und sich von schädlichen Gewohnheiten zu befreien. Doch wenn Sie Ihre bisherige Lebensweise verändern wollen, brauchen Sie dazu auch die richtige Motivation!

Vielleicht haben Sie sich schon oft vorgenommen, sich Dinge abzugewöhnen, von denen Sie wissen, dass sie Ihre Gesundheit gefährden oder Ihnen kostbare Lebensenergie rauben. Ob Ihnen das gelungen ist oder nicht, ist letztlich eine Frage der Motivation. Sind Sie ausreichend motiviert, fällt es viel leichter, sich in Bewegung zu setzen und seine Ziele zu erreichen. Doch wie geht das – sich motivieren? Ganz einfach: Mit den folgenden fünf kleinen Erfolgs-Strategien werden Sie Ihre Motivation regelrecht beflügeln:

Entscheiden Sie sich jetzt dazu!

Wenn Sie mit Dinner-Cancelling Erfolge haben möchten, besteht der erste Schritt darin, dass Sie sich ganz bewusst dazu entscheiden. Dazu sollten Sie sich vor Augen führen, dass Sie nicht so weitermachen wollen wie bisher, sondern versuchen möchten, einmal einen ganz neuen Weg einzuschlagen. Vieles von dem, was nach Entscheidung klingt, hat weniger mit wirklichen Entscheidungen als vielmehr mit Gedankenspielereien zu tun: »Vielleicht sollte ich in Zukunft weniger essen.« »Ich würde ja zu gerne ein paar Kilo abnehmen, aber ob ich das schaffe?« »Wenn ich mehr Zeit habe, werde ich es wohl mal mit der Dinner-Cancelling-Strategie probieren.«

All diese Gedankenspiele sind bestenfalls gute Vorsätze – aber eine Entscheidung sieht anders aus.

Auf diese Weise haben Sie eine bewusste, kraftvolle und ganz persönliche Entscheidung getroffen. Und damit Sie diese Entscheidung auch aus ganzem Herzen treffen können, sollten Sie sich die Vorteile, die damit für Sie verbunden sind, in aller Deutlichkeit bewusst machen.

So geht's

In dem Moment, in dem Sie eine weit reichende Entscheidung fällen, haben Sie Ihr Leben bereits verändert. Wichtig ist dabei, dass Sie Ihre Ziele klar, positiv und kompromisslos formulieren – sich nicht ich »sollte«, »müsste« und auch keine »Wenn-Dann-Sätze« vorsagen, sondern:
»Ich werde sofort mit der Dinner-Cancelling-Strategie beginnen. Am Dienstag, Donnerstag und Sonntag werde ich nach 17 Uhr nichts mehr essen und nur noch Getränke zu mir nehmen. Ich werde diese Methode drei Monate lang durchführen und mich dabei von nichts abhalten lassen!«

Malen Sie sich eine rosa Zukunft aus!

Sie können Ihrer Motivation durch eine einfache Methode auf die Sprünge helfen: Stellen Sie sich das Ziel, das Sie sich erträumen, in den schönsten Farben vor. Lassen Sie in Ihrer Vorstellung ein Bild von sich selbst entstehen – stellen Sie sich vor, wie angenehm und wohltuend all die Veränderungen sein werden, die Sie durch Dinner-Cancelling erreichen können.

Durch Dinner-Cancelling geben Sie Ihrem Organismus die Möglichkeit, seine Selbstheilungskräfte zu wecken und sein Gleichgewicht wiederherzustellen. Denken Sie daran, wie sich Ihre Organe durch das sanfte Abendfasten erholen.

So geht's

Setzen Sie sich bequem auf ein Sofa, schließen Sie die Augen und lassen Sie vor Ihrem inneren Auge ein Bild von sich selbst entstehen. Versuchen Sie zu erspüren, wie sich das anfühlt, wenn Sie all das abgelegt haben, was Sie schon so lange stört. Stellen Sie sich zum Beispiel vor, dass Sie endlich die Kleidung anziehen können, in der Sie sich gerne sehen würden, und wie Sie im Sommer auch im Badeanzug eine gute Figur machen. Oder, wie leicht und beweglich Ihr Körper sich anfühlt. Malen Sie sich aus, wie Sie Ihren Interessen voller Energie nachgehen können, wie leicht es Ihnen plötzlich fällt, aus dem Bett zu kommen. Jetzt, da Sie nicht mehr mit Erschöpfung und Burn-out zu kämpfen haben, können Sie auf einmal entdecken, was wirklich wichtig für Sie ist und sich neuen Aufgaben widmen.

Tipp

Wie auch immer Ihre Ziele aussehen – Sie erreichen sie am leichtesten dadurch, dass Sie sie sich in den schönsten Farben ausmalen. Und dazu sollten Sie ruhig ein wenig träumen und schwärmen, denn auf diese Weise programmieren Sie Ihr Unterbewusstsein auf Erfolg.

Sie schaffen es!

Eines der größten Hindernisse auf dem Weg zum Erfolg besteht darin, dass wir glauben, unser Ziel sei schwer zu erreichen. Sätze wie »das schaffe ich nie«, »das ist viel zu schwer für mich«, »das ist bestimmt anstrengend« sind die reinsten Motivationskiller!

So geht's

Machen Sie sich bewusst, dass Sie dabei nichts Kompliziertes und schon gar nichts Übermenschliches tun müssen. Sie essen einfach an bestimmten Tagen nur bis 17 Uhr, trinken viel Wasser, etwas Lapachotee oder Molke – das ist alles. Dinner-Cancelling ist leicht! Wenn Sie den ganzen Tag Vitalstoffe tanken, ist es überhaupt kein Problem, auf ein festes Abendessen zu verzichten. Selbst wenn Sie das täglich tun möchten (was ja gar nicht nötig ist), werden Sie dabei keinerlei Schwierigkeiten haben.
Dinner-Cancelling erfordert es nicht von Ihnen, dass Sie sich anstrengen oder die Zähne zusammenbeißen. Nur eins ist wichtig: Verabschieden Sie sich von der irrigen Vorstellung, dass der Mensch jeden Tag sein Abendbrot braucht!

Bestimmt ist es nicht leicht, eine klassische Fastenkur durchzuführen und ein oder zwei Wochen lang ganz auf feste Nahrung zu verzichten. Doch glauben Sie mir – Dinner-Cancelling ist wirklich eine sehr einfache Methode.

Tipp

Sie leben nicht, um zu essen, sondern Sie essen, um zu leben. Und Sie werden besser leben, wenn Sie den kalorienreichen Versuchungen unserer Konsumgesellschaft bewusst widerstehen. Wer weniger isst, lebt nicht schlechter, sondern besser und länger!

Halten Sie zwei Wochen durch!

Gewohnheiten bestimmen unser Leben. Ob Sie Kaffee- oder Teetrinker sind, ob Sie regelmäßig zum Joggen gehen oder lieber vor dem Fernseher sitzen und ob Sie erst mit dem rechten oder linken Arm in Ihren Mantel schlüpfen – das alles sind nur Fragen der Gewohnheit.

Auch beim Essen spielen Gewohnheiten eine große Rolle. Dinner-Cancelling bietet Ihnen die wertvolle Möglichkeit, sich bewusster als bisher zu ernähren und sich dabei besser zu fühlen. Natürlich haben negative Gewohnheiten eine gewisse Macht, weil sie wie alle Gewohnheiten automatisch ablaufen. Doch Gewohnheiten können durch andere ersetzt werden! Und Sie können selbst eingefleischte Gewohnheiten schneller über Bord werfen, als Sie denken.

So geht's

Wenn Sie nur zwei Wochen investieren, um etwas anders zu machen als bisher, haben Sie schon einen ersten großen Schritt getan, der sich auch in Ihrem Denken und Fühlen speichert. Nehmen Sie sich daher fest vor, zwei Wochen durchzuhalten. Wenn Sie die Standard-Variante des Dinner-Cancelling ausprobieren möchten, bei der Sie zwei- bis dreimal in der Woche auf das Abendessen verzichten, sollten Sie sich zwei Wochen lang durch nichts und niemanden davon abbringen und keine Ausrede gelten lassen. Sie werden staunen, dass Dinner-Cancelling Ihnen bereits nach dieser kurzen Zeit zu einer neuen, lieb gewonnenen Gewohnheit geworden ist.

Tipp

Für Dinner-Cancelling gibt es so viele gute Gründe, dass Sie sich ganz leicht dazu motivieren können, diese Strategie einmal auszuprobieren. Und wenn Sie sich entschieden haben, dann halten Sie Ihren neu eingeschlagenen Weg zwei Wochen lang durch – so haben Sie den entscheidenden Schritt für eine bessere Gesundheit, mehr Lebenslust und Ihr Wunschgewicht schon getan. Und das richtige Rezept für eine langfristige Wellness-Methode kennen gelernt!

Lesen Sie Ihre Erfolge in Ihrem Dinner-Cancelling-Tagebuch nach!

Legen Sie ein kleines Dinner-Cancelling-Tagebuch an. Indem Sie Ihre Erfolge schriftlich festhalten, können Sie Ihre Fortschritte bewusst verfolgen. Ein Notizblock und ein Stift – das ist alles, was Sie dafür brauchen.

So geht's

Wenn Sie damit beginnen, die Dinner-Cancelling-Strategie in die Tat umzusetzen, sollten Sie Ihr Ziel zunächst schriftlich fixieren. Achten Sie darauf, dass das Ziel realistisch und positiv formuliert ist, zum Beispiel:
»Ich werde durch die Dinner-Cancelling-Strategie in zwei Monaten zehn Kilogramm abnehmen und dabei gleichzeitig meinen ganzen Körper innerlich reinigen.«
Sobald Sie Ihr Ziel formuliert haben, sollten Sie sich schriftlich verpflichten, es auch zu erreichen. Dazu genügt es, unter Ihren »Zielsatz« das Datum und Ihre Unterschrift zu setzen. Indem Sie einen Vertrag mit sich selbst abschließen, verwandeln Sie einen »guten Vorsatz« in ein »festes Ziel«.

Sie können sich außerdem Ihre persönlichen Regeln für die Dinner-Cancelling-Strategie notieren: Tage, die Ihre Dinner-Cancelling-Tage sein werden, Lebensmittel, die Sie in Zukunft öfter in Ihren Speiseplan einbauen werden, Nahrungsmittel, auf die Sie weitestgehend verzichten möchten. Und Sie sollten Ihr Dinner-Cancelling-Tagebuch nutzen, um Ihre Erfahrungen und Fortschritte festzuhalten. Notieren Sie Ihre Gewichtsverluste, schreiben Sie auf, wie Sie sich fühlen und was sich verändert hat.

Tipp

> Indem Sie Tagebuch führen, werden Ihnen viele Dinge noch bewusster und werden Sie nicht nur überzeugen, sondern auch immer wieder neu motivieren. Und gleichzeitig entsteht das gute Gefühl, dass Sie Ihren Weg selbst bestimmen und die Zügel fest in der Hand halten.

So vermeiden Sie Dinner-Cancelling-Probleme

Normalerweise bereitet Dinner-Cancelling selbst Anfängern keine Schwierigkeiten – und da diese Methode vollkommen unbedenklich ist und zumeist keine negativen Begleiterscheinungen auftreten, eignet sie sich für beinahe jeden.

Doch jeder Mensch kann natürlich individuell verschieden reagieren und daher möchte ich Sie auf mögliche Probleme aufmerksam machen, die beim Dinner-Cancelling nicht auszuschließen sind und gelegentlich auftreten können, und Ihnen Strategien an die Hand geben, wie Sie mit ihnen umgehen können.

Der Wunsch, sofort etwas zu essen

Menschen, die strenge Diäten durchführen, haben mit Hungergefühlen zu kämpfen. Das gilt vor allem für Null-Diäten, bei denen tagelang auf feste Nahrung verzichtet wird. Im Gegensatz dazu treten Hungergefühle beim Dinner-Cancelling – da für ausreichend Nährstoffe bis 17 Uhr gesorgt ist – nur sehr selten und wenn, dann meist nur bei jenen auf, die mit Dinner-Cancelling gerade erst anfangen.

Tipp

Sollte einmal der Magen knurren, hilft trinken. Durch die Flüssigkeitszufuhr wird der Magen gedehnt und Hungersignale verebben. Vor allem warme Getränke stillen den Hunger schnell und wirkungsvoll. Gegen aufkommende Hungergefühle sollten Sie immer eine große Tasse Lapachotee griffbereit haben. Oder ein Glas warmes Wasser – das stillt nicht nur den Hunger, sondern reinigt den Körper auch. In der ayurvedischen Medizin wird es gerade darum so geschätzt.

Eine weitere Möglichkeit, dem Hunger ein Schnippchen zu schlagen, besteht darin, die Konzentration auf etwas anderes als Essen zu lenken. Lesen Sie ein gutes Buch, telefonieren Sie mit einem Freund, hören Sie Musik oder richten Sie Ihr Bewusstsein auf irgendetwas, was Spaß macht und Sie ablenkt.

Geburtstage, Einladungen und Geschäftsessen

Das Abendessen ist beliebt, um soziale Kontakte zu pflegen. Für viele Menschen bietet der Abend die einzige Chance, Zeit mit dem Partner, der Familie oder Freunden zu verbringen.

chtung!

Planen Sie keine Dinner-Cancelling-Tage ein, wenn Sie wissen, dass Ereignisse wie Geburtstage, Einladungen oder Geschäftsessen anstehen, oder verschieben Sie Ihren Dinner-Cancelling Tag kurzfristig – hier gilt es, Prioritäten gegeneinander abzuwägen und dies sollte so passieren, dass Sie den Spaß an der Sache nicht verlieren.

ipp

Genauso aber gilt: Sie können sich auch mit einem Glas Molke oder Tee zu Ihren Freunden oder der Familie an den Tisch setzen. Anfängliche Verwunderung wird schnell weichen, wenn die anderen merken, dass es Ihnen mit Ihrer Wellness-Strategie ernst ist.

Lassen Sie sich von Ihrer Entscheidung, etwas für Ihre Gesundheit, Ihr Aussehen und Ihre Lebensenergie zu tun, nicht von gesellschaftlichen Pflichten abhalten. Wenn Sie klar äußern, warum Sie jetzt einige Tage in der Woche oder auch öfter Dinner-Cancelling praktizieren und auch dazu stehen, werden die anderen Ihre neue Gewohnheit schnell akzeptieren. (Und vielleicht sogar mitmachen!)

Schlafprobleme

Dinner-Cancelling schenkt Ihnen eine Menge neuer Energie. Mitunter kann dies dazu führen, dass Sie weniger Schlaf brauchen. Das ist nicht weiter schlimm, doch wenn es zu Einschlafstörungen kommt, kann dies lästig werden.

Info

Einschlafschwierigkeiten können durch Zuckermangel im Gehirn verursacht werden.

Tipp

Durch einen kleinen Trick lässt sich dieses Problem jedoch leicht lösen: Nehmen Sie, bevor Sie zu Bett gehen, noch einen Teelöffel Honig zu sich oder lutschen Sie ein zuckerhaltiges Bonbon. Durch dieses kohlenhydratreiche Betthupferl – nachdem Sie sich natürlich die Zähne putzen sollten – überlisten Sie Ihr Gehirn und schlafen viel leichter ein. Übrigens: Wenn Sie Ihr Schlafzimmer gründlich lüften, die Heizung ausschalten und ein Säckchen mit getrocknetem Lavendel in die Nähe Ihres Kopfkissens legen, werden Sie nicht nur eine gute Nacht, sondern auch süße Träume haben.

Rezeptvorschläge für Dinner-Cancelling-Tage

Im Folgenden finden Sie zahlreiche schmackhafte Rezepte für Frühstück, Mittagessen und kleine Zwischenmahlzeiten. An Dinner-Cancelling-Tagen darf das Frühstück ruhig etwas reichhaltiger sein. Da eine warme Mahlzeit am Tag grundsätzlich sehr zu empfehlen ist, finden Sie im Rezeptteil für das Mittagessen ausschließlich warme Gerichte. Die kleinen Powersnacks für zwischendurch versorgen Sie zusätzlich mit wichtigen Vitaminen und anderen lebenswichtigen Vitalstoffen.

Info

Alle Rezepte sind für zwei Personen. Wenn Sie alleine Dinner-canceln, müssen Sie die Mengen folglich nur halbieren!

Frühstück – starten Sie gut in den Tag

Nehmen Sie sich an Dinner-Cancelling-Tagen viel Zeit für Ihr Frühstück. Stehen Sie lieber zehn Minuten früher auf – denn an diesen Tagen sollten Sie schließlich kaiserlich frühstücken, und dabei ist es ebenso wichtig, dass Sie sich nicht abhetzen, sondern in aller Ruhe genießen.

Tipp

Mit einem Power-Frühstück fängt der Tag gut an. Das Frühstück versorgt Sie mit neuer Energie – und das ist natürlich besonders wichtig, wenn Sie am Vorabend auf Ihr Essen verzichtet haben. Um leere Speicher schnell wieder aufzufüllen, sollten Sie gleich nach dem Aufstehen mit der Frühstückszubereitung beginnen. Das wird Ihnen kaum schwer fallen, denn wer Dinner-Cancelling betreibt, hat morgens ohnehin Lust auf ein gutes Frühstück. »Frühstücken wie ein Kaiser« – das heißt nicht, dass Sie jetzt übertrieben viele Kalorien zu sich nehmen sollen.

Achtung!

Was zählt, ist die Qualität. Minderwertige Nahrungsmittel und zu viel Fett – das ist auch beim Frühstück unbedingt zu vermeiden.

Info

Nach Meinung des Deutschen Instituts für Ernährungsmedizin und Diätetik (D.I.E.T.) erhöht ein allzu fettreiches Frühstück den Cholesterinspiegel und das Gewicht. Und Ernährungsexperten empfehlen, gerade am Morgen reichlich Vitamine, Mineralstoffe und Spurenelemente aufzunehmen.

Die folgenden Rezepte enthalten jede Menge Powerstoffe und liefern Ihnen viel Energie für den erfolgreichen Start in den neuen Tag:

Früchte-Müsli mit Orangendickmilch

- 2 EL ganzer Buchweizen
- 2 EL gemahlene Haselnüsse
- 1 Tasse knusperige Haferflocken
- 100 g kernlose Weintrauben
- 1 Apfel
- 2 Orangen
- 200 g Dickmilch
- 2 EL Ahornsirup

Buchweizen und Haselnüsse in einer Pfanne ohne Fett braun anrösten, danach mit Haferflocken vermischen. Trauben waschen und halbieren, Apfel fein würfeln. Eine Orange schälen, in Stücke schneiden und die Kerne entfernen, die zweite Orange auspressen. Orangensaft, Dickmilch und Ahornsirup verrühren. Haferflocken mit den Früchten vermischen und die Orangendickmilch darüber gießen.

»King George«-Sandwich

- 3 Eier
- 1 rote Zwiebel
- 3 Tomaten
- geriebener Ingwer
- Saft einer Zitrone
- Tabasco
- Pfeffer
- Salz
- 6 Scheiben Kastenweißbrot

Die Eier hart kochen. Zwiebel sehr fein hacken und mit dem Eigelb, den gewürfelten Tomaten und etwas Ingwer mischen. Mit Zitronensaft, Tabasco und Salz würzen. Die Paste auf die entrindeten Weißbrotscheiben streichen, mit dem fein gehackten Eiweiß bestreuen und pfeffern. Die belegten Toastscheiben in Dreiecke schneiden.

Erdbeer-Vanille-Molke-Drink

- 150 g Erdbeeren (frisch oder tiefgekühlt)
- 1 EL Honig (nach Geschmack)
- Mark einer halben Vanillestange
- 200 ml Süßmolke

Erdbeeren waschen, Stielansatz entfernen und die Früchte vierteln (beziehungsweise tiefgekühlte Erdbeeren auftauen). Honig, Vanillemark und die Hälfte der Molke hinzufügen und auf höchster Stufe pürieren. Zum Schluss die restliche Molke unterrühren.

Zusätzlich kann 50 Gramm Naturjoghurt beigemischt werden.

Tipp

Wer möchte, kann auch frische Minzblätter mit pürieren.

Joghurt-Ananas-Shake

- 1 Glas Naturjoghurt
- 350 ml Ananassaft
- 3 EL Sanddornsaft
- Saft einer halben Zitrone
- Honig

Joghurt, Ananassaft, Sanddorn- und Zitronensaft im Mixer verrühren oder mit einem Schneidstab des Handrührers aufschlagen. Nach Geschmack mit Honig süßen und zusammen mit Eiswürfeln auf zwei Gläser verteilen.

Kiwi-Gurken-Mix

- $^1/_2$ Salatgurke
- 2 Kiwi
- Saft einer Zitrone
- Muskat
- Salz
- $^1/_2$ l Blutorangensaft
- 2 TL Apfelpektin

Salatgurke abspülen, Kiwi schälen. Beides klein schneiden und mit Zitronensaft, einer Prise Muskat und etwas Salz im Mixer pürieren. Dem Blutorangensaft das Apfelpektin zufügen, alles miteinander vermengen und kurz aufschlagen.

Knusperbrötchen mit Bananen

- 2 Roggenvollkornbrötchen
- 3 TL Butter
- 1 EL Blütenhonig
- 2 Bananen
- 2 EL Mandelblättchen

Roggenbrötchen halbieren und jede Hälfte mit Butter und Honig bestreichen. Die Bananen schälen, in Scheiben schneiden und dachziegelartig auf die Hälften verteilen. Mandelblättchen darüber streuen.

Mittagessen – wertvolle Fatburner-Rezepte

An Dinner-Cancelling-Tagen sollten Sie großen Wert auf das richtige Mittagessen legen. Warme Gerichte, die leicht und vitalstoffreich sind, bieten sich dafür besonders gut an.

Bei den folgenden Rezepten handelt es sich zum großen Teil um ausgesprochene Fatburner-Rezepte.

Wenn Sie also schon beim Essen abnehmen wollen, so lassen Sie sich von den folgenden Rezepten inspirieren.

Tipp

Wenn es Ihnen beim Dinner-Cancelling auch ums Abnehmen geht, gilt natürlich auch für das Mittagessen: Keine Kalorienbomben!

Info

Die Rezepte enthalten übrigens nicht nur einen hohen Anteil an Fatburnern, sondern auch noch viele andere wertvolle Powerstoffe.

Seezunge in Orangenbutter

- 2 Seezungenfilets
- 1 EL Zitronensaft
- 1/2 TL Salz
- weißer Pfeffer
- 1/2 Bund glatte Petersilie
- 2 EL Öl
- 50 g Butter
- 100 ml frisch gepresster Orangensaft
- 1 TL Speisestärke
- 2 TL eingelegter grüner Pfeffer
- 4 Kartoffeln

Den Fisch waschen und gründlich abtupfen. Anschließend mit Zitronensaft beträufeln und mit Salz und Pfeffer würzen. Petersilie waschen und fein hacken. Die Seezungenfilets von jeder Seite zwei bis drei Minuten in etwas Öl anbraten.

Die Butter für die Soße in einem Topf schmelzen und zusammen mit dem Orangensaft, in den man zuvor die Speisestärke gerührt hat, eine Minute offen köcheln lassen. Mit Salz abschmecken. Den grünen Pfeffer mit der Gabel leicht zerdrücken und in die Soße geben.

Die Filets auf vorgewärmten Tellern anrichten und mit der Soße übergießen. Zum Schluss mit der frischen Petersilie bestreuen. Dazu Pellkartoffeln.

Pikantes Putengulasch

- 200 g Putenbrust
- 2 EL Traubenkernöl
- 2 Paprikaschoten
- 3 Tomaten (vollreif)
- Pfeffer
- ½ TL Paprika edelsüß
- ½ TL Sambal Oelek
- Salz
- ¼ l aufgelöste Gemüsebrühe
- 1 TL Butter
- Ciabatta-Brot

Das Putenfleisch in mundgerechte Stücke schneiden und in Öl leicht anbräunen. Die gewaschenen Paprika in kleine Streifen schneiden. Die Tomaten mit kochendem Wasser übergießen, enthäuten und in Würfel schneiden.

Alles zu dem angebratenen Fleisch geben und kräftig mit Pfeffer, Paprika, Sambal Oelek und ein wenig Salz abschmecken. Nach ungefähr sieben bis zehn Minuten auf kleiner Flamme die Gemüsebrühe hinzugeben und das Ganze auf der ausgeschalteten Herdplatte ziehen lassen.

Zum Schluss die Butter unterrühren und das Gulasch zusammen mit frischem Ciabatta-Brot servieren.

Provenzalische Kürbissuppe

- 300 g Kürbisfleisch
- 1 Zwiebel
- 1 Knoblauchzehe
- 1 Apfel
- Butter
- ¼ l Cidre
- 0,2 l Gemüsebrühe
- 0,2 l Crème fraîche
- Gartenkresse
- Salz
- weißer Pfeffer
- Muskat

Das entkernte Kürbis-Fruchtfleisch grob hacken, mit den geschnittenen Zwiebeln, gehacktem Knoblauch und fein gewürfeltem Apfel in Butter hell anschwitzen. Mit etwas Cidre ablöschen und reduzieren, bis die Kürbismasse glaciert ist. Dann noch einmal ablöschen, reduzieren und restlichen Cidre zusammen mit der Gemüsebrühe zufügen. Etwa 15 Minuten leicht köcheln lassen, dann mit dem Stabmixer pürieren. Crème fraîche dazugeben, kurz aufschlagen und die Kresse mit den Gewürzen untermischen.

Bulgur-Risotto mit Champignons

- 2 EL Olivenöl
- 1 Knoblauchzehe
- 1 Karotte
- 100 g Lauch
- 1 Stiel Stangensellerie
- Salz
- 2 EL Petersilie
- 250 g Champignons
- 100 g Bulgur
- 200–250 ml Gemüsebrühe
- 1 Lorbeerblatt
- ½ TL Thymian
- Pfeffer
- 1 Tomate
- 40 g geriebener Parmesan

Olivenöl in einer großen Pfanne erhitzen und den fein gehackten Knoblauch darin kurz anbraten. Gewürfelte Karotte, fein geschnittenen Lauch und Selleriewürfel dazugeben. Das Ganze leicht salzen und unter Rühren zwei Minuten anbraten. Petersilie und in Scheiben geschnittene Champignons hinzufügen und unter Wenden eine Minute anbraten. Bulgur untermischen, mit Gemüsebrühe aufgießen, mit Lorbeer, Thymian und Pfeffer würzen.

Das Risotto aufkochen und zugedeckt zehn Minuten köcheln lassen. Wenn nötig noch etwas Gemüsebrühe nachgießen. Risotto vom Herd nehmen und noch fünf Minuten nachquellen lassen, bis der Bulgur ganz weich ist. Tomatenwürfel und die Hälfte des Parmesans untermischen, den restlichen Parmesan dazu reichen.

Gemüse-Couscous

- 250 g Tomaten
- 250 g Zucchini
- 1 kleine Aubergine
- 1 Zwiebel
- 1 Knoblauchzehe
- 2 EL Traubenkernöl
- Kräutersalz
- frisch gemahlener schwarzer Pfeffer
- 1 Glas Tomatensaft
- $1/2$ l Wasser
- 150 g Coucous-Grieß
- 150 ml Sahne

Gemüse waschen und klein schneiden. Zwiebeln und Knoblauch schälen, in kleine Stückchen hacken und zusammen mit der Aubergine und den Zucchinis kurz und kräftig in Öl anbraten. Mit Salz und Pfeffer abschmecken.

Tomatensaft und Wasser zum Gemüse gießen und Couscous bei kleiner Hitze etwa 20 Minuten darin garen lassen. Fünf Minuten vor Ende der Garzeit die Tomaten hinzugeben und kurz vor dem Servieren die Sahne unterrühren.

Ofenkartoffeln mit Avocado-Wildkräuter-Dressing

- 500 g mittelgroße Frühkartoffeln
- 1 große, reife Avocado
- 2 EL frisch gepressten Zitronensaft
- 1 Bund frische Kräuter (Lavendel, Borretsch, Thymian, Basilikum, Dill, Petersilie, Zitronenmelisse, Rosmarin)
- 25 g Rucola
- 25 g Brunnenkresse
- 25 g Bärlauch
- 25 g Sauerampfer
- 75 ml Schlagrahm
- Meersalz
- gemahlener weißer Pfeffer
- 4 Schalotten
- 2 Tomaten

Die gewaschenen, halbierten Frühkartoffeln mit Schale auf einem geölten Backblech im Ofen knusprig backen. Für die Sauce die Avocado schälen, entkernen und pürieren, Zitronensaft, Kräuter, Rucola, Brunnenkresse, Bärlauch und Sauerampfer fein hacken und unterheben. Den Schlagrahm unterrühren, mit Meersalz und weißem Pfeffer abschmecken.

Kartoffeln auf zwei Teller verteilen und mit Dressing anrichten. Mit fein geschnittenen Schalotten bestreuen und mit Tomatenscheiben garnieren.

Powersnacks – wichtige Zwischenmahlzeiten

Viele Ernährungswissenschaftler empfehlen, täglich mehrere kleine Mahlzeiten zu sich zu nehmen. Durch die kürzeren Abstände wird der Körper so den ganzen Tag über mit allen wichtigen Vitalstoffen versorgt.

Nicht alle Experten vertreten die »Mehrmals-am-Tag-Regel« und letztendlich können nur Sie selbst herausfinden, ob diese Ernährungsweise zu Ihnen passt. Was aber Dinner-Cancelling-Tage betrifft – hier machen kleine Zwischenmahlzeiten sehr wohl einen Sinn.

Schon eine Hand voll Obst oder Trockenfrüchte oder eine kleine Portion Rohkost genügen, um Sie nicht nur körperlich, sondern auch seelisch und geistig mit Energie zu versorgen. Wenn Sie jedoch etwas mehr Wert auf kulinarischere Genüsse legen, liegen Sie mit den folgenden Rezepten für kleine Powersnacks genau richtig.

Achtung!

Vor allem am Nachmittag ist eine zusätzliche kleine Mahlzeit wichtig: Wenn Sie nach dem Mittagessen nichts mehr zu sich nehmen, können Sie leicht in ein Leistungstief fallen, denn der Tag dauert dann schließlich noch viele Stunden.

Tipp

Gönnen Sie sich daher unbedingt noch einen »17-Uhr-Snack« und schließen Sie erst danach die Küche. Auf diese Weise stellen Sie sicher, dass Sie bis zum Ende des Tages noch jede Menge Energie haben. Davon abgesehen vermeiden Sie so auch abendliche Heißhungerattacken.

Mexikanische Tacos mit Salat

- 80 g Rucola
- 1 rote Paprikaschote
- 2 kleine Äpfel
- Zitronensaft
- 10 gefüllte Oliven
- Schnittlauch
- 2 dünne Scheiben Manchego-Käse
- 2 TL natives Olivenöl
- 2 TL Balsamico
- Jodsalz
- Pfeffer
- 2 Taco-Schalen

Rucola waschen und trocknen, Paprika in Streifen, Äpfel in Würfel schneiden und mit Zitronensaft beträufeln. Oliven in Ringe schneiden, den Schnittlauch fein hacken. Käse würfeln. Öl und Essig verrühren und mit Salz und Pfeffer würzen. Alle Zutaten mit dem Dressing mischen und den fertigen Salat in die Taco-Schalen füllen.

Zitrus-Quark mit Walnüssen

- 2 Orangen
- 2 Pink Grapefruit
- 250 g Magerquark
- 2 EL Schlagsahne
- 40 g Walnusskerne

Orangen und Grapefruits gründlich schälen, in Scheiben schneiden oder in einzelne Segmente teilen. Den Saft dabei auffangen. Quark, Saft und Sahne verrühren und zusammen mit den Früchten und Walnusskernen anrichten.

Chicorée-Rucolasalat

- 2 knackige Chicorée
- 1 Bund frischer Rucola
- 1/2 Paket Feta
- 250 ml Sahnejoghurt
- 1 TL geschroteter Pfeffer
- 2 Scheiben Vollkorntoast

Den Chicorée in kleine Röllchen schneiden und den Rucola klein schneiden. In einer Schüssel den Schafskäse in den Joghurt bröckeln, mit einer Gabel zerdrücken und grob verrühren. Pfeffer untermischen. Den Hauptteil vom Chicorée und Rucola in das Dressing geben und behutsam unterrühren. Den Rest vom Salat über den durchgerührten Salat streuen. Dazu schmeckt Vollkorntoast.

Frucht-Crostini

- 1 kleine Papaya
- 50 g Lychees
- 4 Kiwis
- 2 TL Zitronensaft
- 2 – 3 EL Ahornsirup
- 1 Ciabatta-Brot
- 100 g Buttermilch-Frischkäse

Papaya und Lychees schälen, Kerne beziehungsweise Steine entfernen, Kiwis schälen und alles in sehr feine Würfel schneiden. Früchte mit Zitronensaft und Ahornsirup mischen. Ciabatta-Brot in Scheiben schneiden, mit Frischkäse bestreichen, mit dem Fruchtmix belegen und mit Kiwi-Scheiben garnieren.

Avocadomilch

- 1 reife Avocado
- 2 EL Ahornsirup
- 1 EL Zitronensaft
- $^1/_2$ l Reisdrink (ersatzweise Milch)
- 2 TL geriebene Mandeln

Die Avocado am Kern entlang aufschneiden, halbieren und das Fruchtfleisch herauslöffeln, in Stückchen schneiden und mit Ahornsirup, Zitronensaft und dem gut gekühlten Reisdrink (ersatzweise Milch) im Mixer pürieren. Mit geriebenen Mandeln bestreuen.

Californian Toast

- 2 Tomaten
- 2 Frühlingszwiebeln
- 1 reife Avocado
- 1 Knoblauchzehe
- 1 Prise Chili
- $^1/_4$ TL Oregano
- 1 TL Zitronensaft
- Salz
- 4 Scheiben Vollkorntoast
- 2 TL Butter
- 200 g junger Gouda
- 4 Salatblätter

Die Tomaten in kleine Würfel, die Frühlingszwiebeln in feine Ringe und das Avocadofleisch in Scheiben schneiden. Knoblauchzehe fein hacken. Mit Knoblauch, Chili, Oregano und Zitronensaft vermischen. Mit Salz abschmecken. Toastbrote mit Butter bestreichen, den Käse darauf verteilen und die Toasts im vorgeheizten Ofen bei mittlerer Hitze sechs Minuten überbacken. Die überbackenen Toasts mit Salatblättern und Avocadoscheiben belegen, die Tomatensoße darüber verteilen und servieren.

Zum Autor

Der renommierte Personal Trainer Dieter Grabbe, wohnhaft in München, hat sich in den neunziger Jahren erfolgreich als Gesundheits- und Ernährungsberater positioniert. Heute zählen große Unternehmen, Prominente und Profisportler genauso zu seinem Kundenkreis wie Fitnessinteressierte, die seine Seminare besuchen. Dinner-Cancelling, Low-Fat-Strategie und Fatburner sind Themen seiner Seminare.

Internet: www.healthcontrol.de